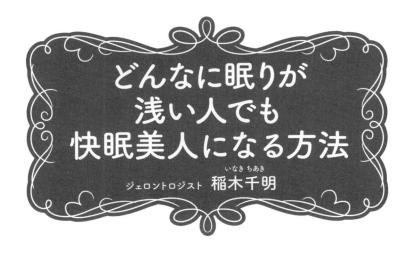

どんなに眠りが浅い人でも快眠美人になる方法

ジェロントロジスト　稲木千明《いなきちあき》

お風呂でたった「10分」の
セルフマッサージで
滑り落ちていくような眠りを
あなたに

青月社

はじめに

♥「ぐっすり眠る」は最高の美容液

「最近、よく眠れないの」

友人たち、あるいは私と同年代の女性たちの多くが抱える悩みの1つに「眠れない」＝不眠があります。

なかなか寝つけない、夜中に何度も目が覚める、一度目覚めると眠れなくなる、眠りが浅い。パターンはいろいろですが、若い頃のようにぐっすり眠れないという点は同じです。

「やっぱり歳かしら……眠るのにも体力がいるというし、眠れなくてもしかたがない……」

という人も多いけれど、本当にそれでいいのでしょうか。

確かに「眠る」という働きは、加齢と共に少しずつ弱っていきます。これもホルモンの影響がありそうです。

だからといって、眠らなくていいわけではないのです。「眠れない⇒眠らない＝不眠」にはデメリットがいっぱい。眠りが浅ければ疲れが取れないし、当然ながら体調もよくありません。お化粧の乗りは悪いし、お肌もカサカサ。笑顔も作れないし、気分も落ち込みます。

不眠のデメリットはまだまだあります。例えば肥満、老化、最悪の場合は認知症など、さまざまな弊害が起きてきます。

でもこれは言い換えると、ぐっすり眠れば「疲れがとれる⇒体調がよくなる⇒お肌にうるおいが出てくる⇒化粧ののりがよくなる⇒自然と笑顔になれる⇒気分がウキウキしてくる」と、ぐっすり眠るだけで20代の頃のように美オーラ全開で過ごすことができるわけです。眠るだけでいろいろな問題が一気に解決してしまうのです。

私のセミナーにいらっしゃった59歳の女性、Aさん。几帳面な性格で家事も仕事も手を抜きません。50歳を過ぎた頃から眠りが浅くなり、長時間の睡眠時間を取っても肩から上のコリや重さ、だるさが改善されることはなかったとのことです。

体を動かすことによって改善しようと、地元の体操教室に入会し、家でも毎日40分程度の時間をかけてがんばってしまう真面目さ。それでもAさんは快眠を得ることができず、私のセミナーに来たのです。

その時の表情は、ひと言でいえば「硬い」。

私が彼女に教えたのは大きく分けて3つです。

1つめ、お風呂に入る前の心のゆるめ方。

2つめ、お風呂でできるたった10分程度のフェイスマッサージ。

３つめ、入浴後から寝るまでに「してはいけない」こと。

４つめ、トリプトファンを効率的に摂取すること。

たったこれだけのことで、彼女はその日から、ベッドに入ったとたんに深い眠りに入れるようになったとのことでした。さらに数か月後、彼女に再開したときは、表情もやわらかくなって、見た目で10歳は若返っていました。ハッピーホルモン「セロトニン」がうまく分泌されたのでしょう。真面目一辺倒の考え方も変わったようです。前向きないい加減さも、ときには重要なのでしょう。

美しい人は60代になっても美しいものです。その人の美しさってなんでしょうか。きっとその人は、なにかにワクワク、ドキドキしている。だからこそキラキラしているのだと思います。

50代になっても60代になっても、女性がずっとキラキラ輝いているために、まずはぐっすり眠ること。それもせっかくなので、美人になるための快眠法を実践すること。

私がこの本で伝えたいのは、まさに「快眠美人になるために、日々無理なく実践できること」です。

一日の始まりは朝ではありません。前日のお風呂から始まっています。お風呂で美人になって、明日起こる楽しいことにワクワクしながら、「背中から滑り落ちるように」深い眠りに入っていく、この幸せをぜひ体感してください。

それでは、「美人になる快眠」の具体的な方法について紹介していきましょう。

Contents

どんなに眠りが浅い人でも**快眠美人**になる方法　目次

はじめに　「ぐっすり眠る」は最高の美容液　2
プロローグ　深い眠りはお風呂から　14

第1章

前日のお風呂は、快適な次の日の「はじまり」と意識する

60歳過ぎても魅力的な美人でいるために　20
一日のはじまりを意識する　22
お風呂はカラダを洗う場所？　25
どうすれば「なにも考えない」を実践できるか？　27
お風呂の中で、自分の気持ちいい部分を探す　29

第2章 快眠美人になるためのお風呂エクササイズ

心の疲れをほぐすエクササイズ 32
I 耳ツボマッサージ 35
1 安眠のツボ・自律神経のバランスを整えるツボ 36
2 ダイエットに効くツボ 38
3 目の疲れ・たるみ・シワに効果的なツボ 40
4 リフトアップ・美容に効果的なツボ 41
5 冷え・肩こりに効果的なツボ 42
II 小顔をつくる筋肉ほぐしマッサージ 44
1 エラ張り解消マッサージ 46
2 ほうれい線を解消 48
3 フェイスラインや目元のたるみ、シワ、眼精疲労を解消する側頭筋マッサージ 51
4 眉間のシワ、まぶたのたるみを解消するマッサージ 53
5 おでこの横ジワを解消するマッサージ 56

Ⅲ
表情筋を動かし刺激を与える　58
1　ほうれい線に効くエクササイズ①（老け顔にならない）　60
2　ほうれい線に効くエクササイズ②（弾力のある頬をつくる）　62
3　**上級編**　下まぶたのたるみに効くエクササイズ　64
4　首のシワをとり、アゴをシャープにするエクササイズ　66
Ⅳ
お風呂でやる軽いストレッチ　69
1　美肌、リフトアップ　71
2　バストマッサージ、心のデトックス　73
3　ウエストシェイプ　76
4　ヒップアップ、太ももひきしめストレッチ　78
5　ふくらはぎのストレッチ　80
入浴後、眠りにつくまでの時間のすごしかた　83

第3章 快眠時のホルモン分泌で、若さと美オーラを手に入れる

美肌は快眠時の「成長ホルモン」でつくられる　86
「痩せグセ」ボディは湯船エクササイズと快眠で手に入れる　88
眠りへといざなう睡眠ホルモン「メラトニン」は、美オーラホルモン「セロトニン」から　89
「セロトニン」が美オーラをつくる理由　91
睡眠ホルモン「メラトニン」が寝落ち快眠美人をつくる　93
セロトニンの原材料となるトリプトファンは、必須アミノ酸　96
トリプトファンの摂取には、サプリメントを効率よく使う　97
在米日本人女性医学博士が開発したセロトニンのためのサプリメント　99

第4章

お風呂エクササイズ&脳サプリ　実践女子会

実践女子会　ビフォア　健康と美容の曲がり角　この年代の悩みとは
50代のお肌、最大のテーマはリフトアップ！　105
ヨガのやりすぎはケガのもと
お風呂で10分でできる「稲木式お風呂エクササイズ」　107
眠れない悩みはみんな同じ　ぐっすり眠るためのお風呂プラス「脳サプリ」　110

実践女子会 アフター ぐっすり眠れば老化は止まる!?

「お風呂エクササイズ」+「脳サプリ」でお肌がふわっともちっと若返った! 114
お風呂は1日の「断捨離」 いやなことは洗い流してスッキリ 120
自分の顔、体を意識すると老化が止まる! 123
対談を終えて、ひとこと 125

おわりに いくつになっても若々しく 126

Prologue

プロローグ

深い眠りはお風呂から

誰だって、いつまでも若く健康でいたいというのは、あたりまえの願望。1歳でも若く見せたい……せめて5歳……どうせだったら15歳！ そんな欲も、あって当然です。

でも、思っているだけでは欲しい現実はもちろん手に入らない。**若返る努力とイメージを重ねていかないと、なりたい自分はやってこないのです。**

ここでポイントとなるのは実年齢ではなく、なりたい年齢を決めること。それを常に意識し、その年齢にふさわしい環境に身をおくことです。

私は今年60歳になりますが、マイナス15歳と決めているので、45歳にふさわしい服装、髪型、メイクをして、45歳にふさわしいしゃべり方、歩き方、立ちふるまいをし、45歳にふさわしい場所に出掛けていきます。

そんなふうに、その環境にいないと、若返りのスイッチがオンにならないのです。

やらなければならないと思うと脳は拒否反応を示します。でも、「やりたい」「なりたい」など、ワクワクすることは、脳がよろこんで活性化するのです。

毎日が意識の積み重ね。その意識の差がキレイの差、若さの差となっていくのは当然のことです。

「アクティブエイジング」とは、歳をとっても前向きに、活動的に毎日を楽しんでいきましょうという意味で、いま欧米では積極的に取り入れられています。そして、そのような意識の高い地域で注目されている学問は、アンチエイジングよりも一歩進んだアクティブエイジングを学ぶ「ジェロントロジー」です。

ジェロントロジーは日本語で「加齢学《かれいがく》」。歳を重ねることの意味と生き方を研究する学問で、医学、生理学、社会学、経済学など、あらゆる分野から積極的に人生をとらえていきます。歳をとることを否定するのではなく、どうやって年齢と付き合って、より楽しく生きていくか、アクティブに心豊かに生きていくかを真剣に考えていく学問です。

私は南カリフォルニア大学ジェロントロジー学科を修了し、ジェロントロジストの称号を得ることができました。そして、山野学苑グローバル・ジェロントロジー・センター認定の美齢学指導員「アクティブ・エイジング・スペシャリスト」として、皆様に若さの秘訣をお伝えするという仕事をしています。

自分自身で若返る環境を意識し、若返りスイッチをオンにして、なりたい年齢に見せることができたら、素敵だと思いませんか？

そのためには、まず睡眠。質の良い眠りを手に入れて、頭と身体をリセットするところから始めるのがポイントです。頭と身体はつながっているので、ストレスや悩みでぐるぐるフル活動している脳では、若返るのは難しいのです。

その日のストレスは、その日に解消すること！

そのためには、お風呂タイムが1番なのです。

お風呂は1人になれてリラックスできる、そしてキレイになれる最高の環境なのです。お風呂の中で若返りマッサージ・エクササイズを毎日続けること。そのときはキレイになること、若返ることしかイメージしない。だから効果がバツグンなのです。

過去の出来事を考えて悩んでみても、なんの解決策にもならないですよね。そんなことに時間をかけるより、明日、最高の自分になるために時間を使うほうがいい。つまり、明日キレイになるために、マッサージをしたりストレッチをしたりして脳と身体に刺激をあたえるのです。それを習慣にしていきましょう。

「その日に受けたストレスを全部水に流して、リセットして、スタート！」というわけです。

第1章

前日のお風呂は、快適な次の日の「はじまり」と意識する

♥60歳過ぎても魅力的な美人でいるために

ズバリ、歳を重ねても美しい人は、とてもよく眠れています。

眠りは肌をキレイにし、ハッピーホルモン「セロトニン」を分泌させ、美オーラを全開にしてくれます。眠りはどんなに高級な美容液や化粧品、はたまた高級食材よりもはるかに大切なのです。

あたりまえだけどなかなか実践できない「眠ることで美人になる」という常識。

しかしここであえて、この常識を再認識する、それが本書のねらいです。

そして本書では、さらに高い目標を設定します。

突然ですが、男性からの褒め言葉であなたがいちばんうれしいのは、次のうちどれですか?

1「きれいですね」
2「すてきですね」
3「色っぽいですね」

20代、40代、60代。年代によって回答は違ってくると思います。
私がドキッとするのは3番です。それはなぜか。歳を重ねた女性に対して男性が発する3番のような言葉には、ウソがないからです。そして、若さに勝る魅力をまとうことができるのも、この世代の女性だからこそです。この本では50代〜60代の女性が3番のようにささやかれるようになるのが目標です。

♥一日のはじまりを意識する

眠れなかった翌朝「今日も首から上が重いまま一日が始まる」。

この状態を解消するため、まず始めのレッスンは、

「一日の始まりを前の晩にする」


ということです。

「前の晩」とはいつか？

会社から帰宅したあと、夕食の後片付けが終わったあと、パートナーが寝たあと……女性にはいろいろな状況があるとは思います。

ですが、ここでは、「**お風呂に入る前**」と定義します。

お風呂に入る前にこれだけの準備をしましょう。

１　スマホ・携帯をOFFにする。
２　お風呂から上がったあとはなにもしない、と心に誓う。
３　これから最高のリラックスタイムがはじまる、とウキウキする。

１はハードルが高いと思う方がいるかもしれません。が、夜に入ってくるメールやＬＩＮＥは翌朝でも十分対応できるはずです。ゲームや動画などの娯楽でリラックスして寝る、という方もいるかもしれませんが、それはリラックスではなく、交感神経を刺激していて、間違いなく目がどんどん冴えていくのを助長してしまっています。

またスマホから出る「ブルーライト」も睡眠を妨げます。「ブルーライト」は網膜に到達する光の中で紫外線に最も近い、強いエネルギーを持つ光です。スマホだけではなく、テレビやパソコン、タブレットも同様です。夜中に青色波長成分を含む環境（４６０〜４７０ｎｍ《ナノメートル》）に身を置くと、眠気をいざなうホルモン「メラトニン」の分泌が抑制され、また眠りに必要な体温下降も抑制されてしまうということが、すでに認められています。さらに、ブルーライトは脳の視床下部を疲れさせ、ホルモンのバランスを崩してしまう作用があり、肌荒れにつながっていきます。

質のいい眠りにつくには、スマホから離れ、脳を休ませてあげることが最も大切なのです。

「スマホに操られない勇気を持つ人が、きれいになれる」

この格言がインプットできれば、ここでのレッスンはほぼクリアできたと思っていいでしょう。

お風呂はカラダを洗う場所？

泥んこ遊びをする幼稚園児や、部活で汗だくになる高校生にとって、お風呂はカラダを洗うためだけに入るものかもしれません。

では、落ち着いたオトナの女性は、**何のためにお風呂に入るのか**。

一日に溜めた疲れをデトックスして
脳と心とホルモンバランスを整えるために、お風呂に入ります。

「疲れたから」「暑いから」と言ってシャワーだけですませる人も多いと思いますが、湯船につかるのはとっても大切。なぜなら**自分ひとりの時間を大切に、宝物のように扱うこと**、それが心の豊かさにつながる第一歩で、湯船はそれを実践するには最適な場所だからです。

先ほど、「一日の始まりを前の晩＝お風呂に入る前にする」と定義しました。
お風呂は大切な一日の最初にある「最高のリラックスタイム」です。
最高のリラックスタイムに整えるべきものは、

1. 脳
2. 心
3. ホルモンバランス

の3つです。
これで快眠美人が自分のものに、いっきに近づきます。

♥どうすれば「なにも考えない」を実践できるか？

お風呂で最高にリラックスするために「なにも考えない」を実践します。

人には、なにも考えない時間が必要なのです。

特に、寝る前に「なにも考えない」が実践できれば、そのまま寝落ちできます。

しかし「なにも考えない」というのは、かなり難しいもの。禅寺での座禅、瞑《めい》想《そう》、最近ではマインドフルネスなどを実践されている方なら、よくご存じではないでしょうか。おとなになればなるほど、知識は増え、知恵がつき、人間関係も複雑になっていくので、常に脳が回転し、心は千千に乱れていきます。

でも、お風呂ではどうでしょうか。なにも考えなくても大丈夫なのです。

ハダカになって自分の身体を大きな鏡で見つめてみましょう。どんな部分に目がいきますか？　かわいい部分、ここはなかなか魅力的、と思う部分をまずは見つけてください。

そして鏡から離れる時には「私って最高にいい女！」と、とにかく**プラスの言葉しか使わないようにする**のがポイントです。これで、それまで脳と心を席巻していた解決しようもない雑念が、いっきに消えてしまいます。

そうしたら、今度は照明を落とします。できれば真っ暗に近く。いきなり暗い中でお風呂に入るのは難しいという方は、徐々に暗くしていってください。

先に身体を洗うもよし、湯船につかるもよし。お風呂では「気持ちいい」を第一に、手順や時間など気にせず、のんびりしましょう。たとえば、アロマキャンドルの灯は心をホッとさせてくれるのでおすすめです。またできたら、ひとにぎりの粗塩を入れてみてください。体温を上げてくれて、デトックス効果はバツグンです。

♥お風呂の中で、自分の気持ちいい部分を探す

お風呂に入ったら、脳と心をからっぽにするため、お風呂の中でバスマッサージをします。「なにも考えないために」バスマッサージをするのです。

この項目で紹介するお風呂の中で行うバスマッサージは、必ずしもすべてやらなければならないものではなく、自分の身体を適度な力でさわりながら、気持ちいい部分を探していく、ということに重きを置きます。気持ちのいい部分を探し、見つけるという行為の中で、「なにも考えない」を実践するのです。

ひととおりのエクササイズを記載しますが、まずは自分に出来そうなものから実践してみてください。

くり返しますが、大切なのは、全部のエクササイズを正しくやるということではなく、

「気持ちいいと感じて、何も考えない」

を実践することです。

お風呂で心のアイドリングをOFFにするのです。

そして、自分の中に眠っている若返りスイッチをオンにします。

きっとステキな発見がたくさんあるはずです。

第2章

快眠美人になるためのお風呂エクササイズ

♥心の疲れをほぐすエクササイズ

お風呂エクササイズは大きく4つに分けられます。

1　耳ツボマッサージで血流をよくして代謝を上げる
2　顔、頭のコリをほぐし、筋肉をゆるめリンパの流れをよくする
3　表情筋を動かし刺激を与える
4　ボディストレッチで全身の筋肉をゆるめ、心も身体もリラックスする

ポイントは、深くゆっくりとした呼吸をしながら行うこと。4カウントで鼻から吸って8カウントで口からすべてはき出すようにします。全部やっても10分間で終了するので、リラックスしながら行ってください。

お風呂美人のプロセスの前に、とっても大事なことを2つ。

1　身体の力を抜く
2　余計なことは考えない

まっすぐ生きていると、傷つくことが多いものです。だから一日の最後に、お風呂で傷を癒してあげるのです。

心配事が頭をよぎったら、とにかく「考えない！　考えない！」とふりはらいます。

何も考えない……それはシンプルに、本来の自分に戻るということ。ストレスに翻弄《ほんろう》されて忘れかけていた、大切な自分の本質を取り戻すということです。何も考えないという状態こそが、脳をリリースして、心ゆたかに、元気に、若返っていく根本となるのです。

頭の上からキラキラした光が降りてくるイメージだけをしてください。そして息を吐く時に、体中のいらないものが口から出ていくイメージ、ひたすら自分がキレイになっていくことだけをイメージしながらマッサージしてください。

身体をほぐす、筋肉をゆるめることは、凝り固まった心の疲れをほぐしてくれるのです。

今日あったイヤな出来事や心配事はほぐして流しましょう。
すべて洗い流して明日を迎えましょう。
それが快眠を促し、キレイになれるコツなのです。

Ⅰ　耳ツボマッサージ

身体中の不調を解消するためのツボがたくさん集まっている「耳」。片方の耳だけで２００ヶ所以上ものツボがあります。

そんな耳ツボをマッサージすると、頭の血流が良くなり、脳の働きが活性化し、エイジング効果はバツグンです。さらに全身の血行がよくなると代謝が上がり、「ダイエット効果」や「冷え性」「便秘」の改善、「美肌効果」などが期待できます。**耳をさわればさわるほど美人になれるのです。**

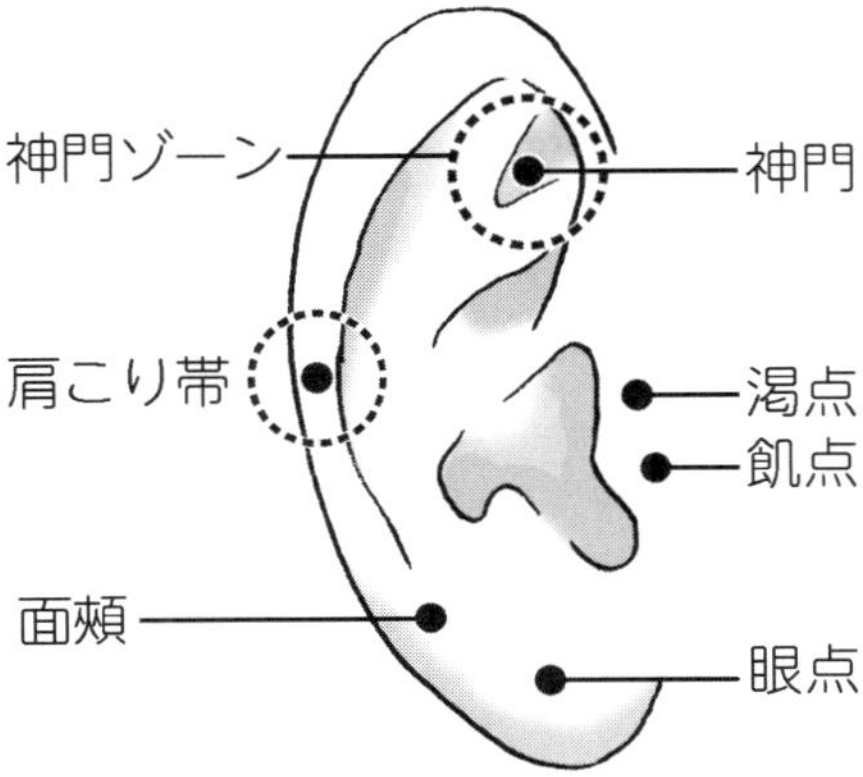

1 安眠のツボ・自律神経のバランスを整えるツボ

●**神門（しんもん）**

神門は耳の上部の三角形のくぼみにあり、精神安定、自律神経のバランスを整えます。不眠症に効果的で最も大切なツボです。生命を維持する体の機能は自律神経によりコントロールされています。

自律神経にはアクセルとなる交感神経（活動をつかさどる）とブレーキとなる副交感神経（休息をつかさどる）とがあり、両者のバランスによって、健康が保たれています。

神門にあるツボは気持ちを落ちつかせ、イライラを抑えるので、ここをよく刺激することにより、心と体が同時に整っていきます。また、神門には頭痛をしずめる効果もあります。

マッサージのやり方

人差し指と親指の腹で神門ゾーンをはさんで、こするようによくもみほぐします。そしてキュッキュッキュッキュッと3回、強めに上のほうにひっぱります。一日3回以上これを行うと、さらに効果的です。

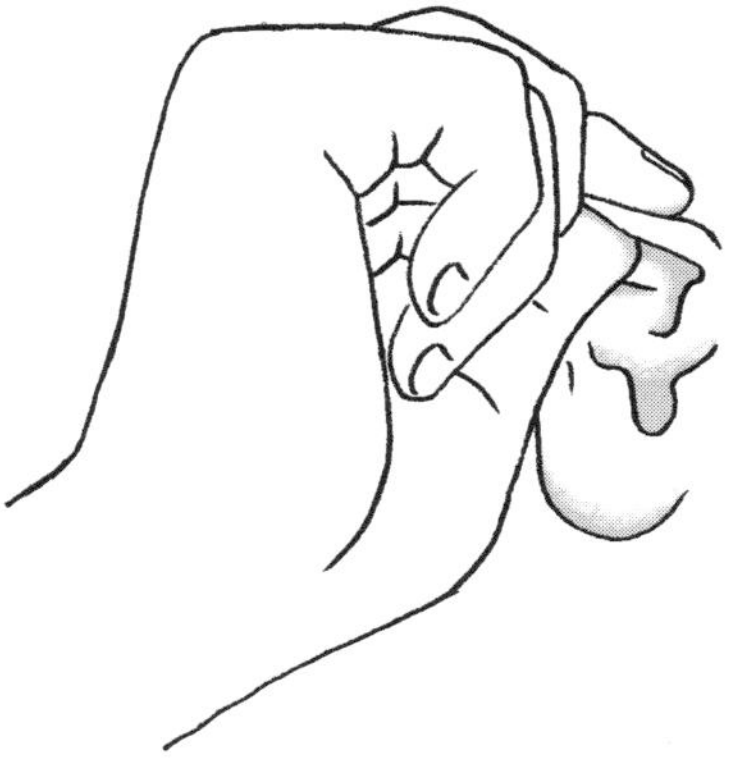

両耳同時にすると効果的です。

2 ダイエットに効くツボ

●**飢点（きてん）**

耳の穴の前にある軟骨部分の出っ張りを耳珠《じじゅ》といいます。この耳珠の真中が飢点です。

飢点はダイエットのツボ。食欲を30％抑える効果があり、痩せるツボでもあります。

食事の前の15～30分前に、30秒しっかり刺激すると過剰な食欲を抑えることができます。

●**渇点（かってん）**

耳の耳珠の少し上に位置します。水分の

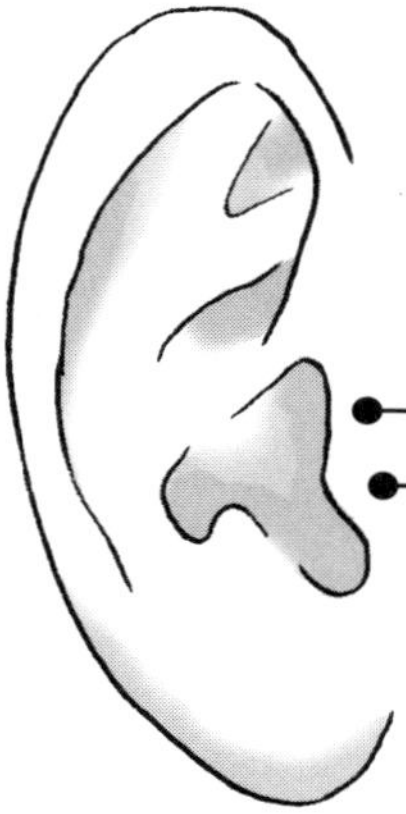

過剰摂取と食欲を抑制するツボ。のどの渇きをコントロールし、水太りの予防になります。むくみにも効果的です。

マッサージのやり方

耳の穴に親指を入れ、外側から飢点と渇点のツボをはさみ、人差し指の第二関節でギューッとつまむようによくもんでください。

飢点に人差し指の腹をあてて、少し強めにたたいたり、押したりして刺激します。

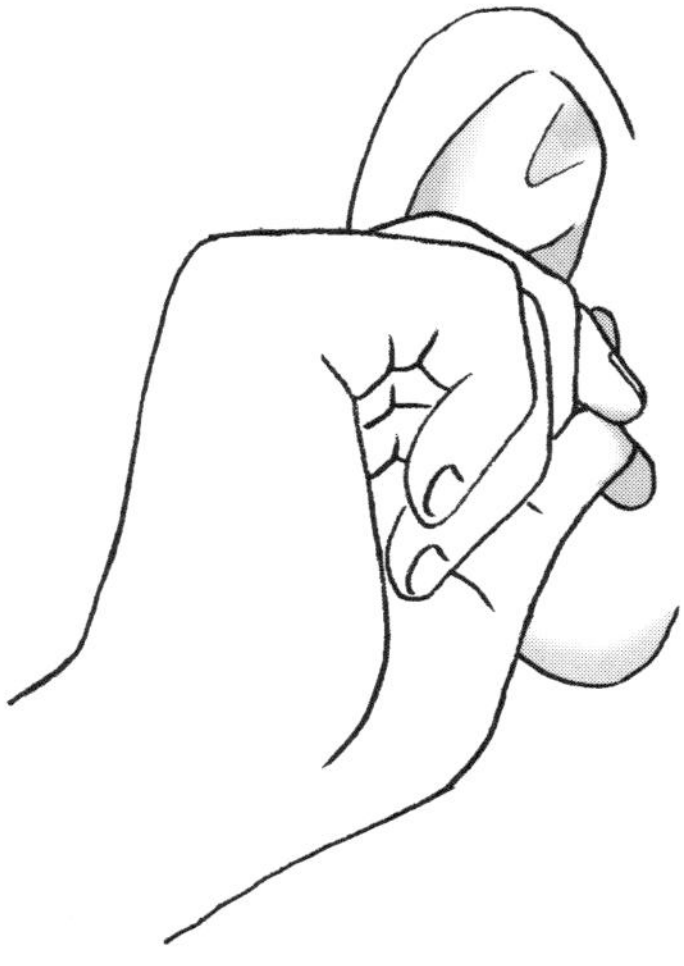

ギューッとつまむようによくもみます。

3 目の疲れ・たるみ・シワに効果的なツボ

●眼点（がんてん）

耳たぶの中央より、やや前にあり、押さえると少し硬く感じる部分。目の疲れに効果的。血流が良くなり、パソコンなど目を酷使する場合の眼精疲労に効果的です。また、むくみや目のたるみ、小ジワにも効果的なツボです。

マッサージのやり方

耳たぶの眼点を親指と人差し指でつまみ、少し強めにもみこみます。最後にななめ下にひっぱります。これを3回くり返します。

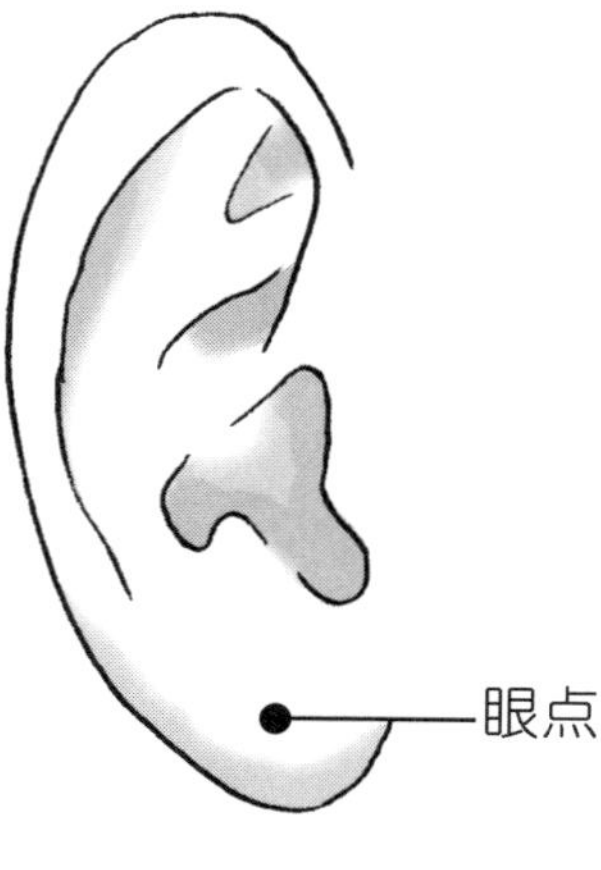

4 リフトアップ・美容に効果的なツボ

●面頬（めんぼう）

このツボは、目のツボ（眼点）の斜め上、耳たぶのやや外側に位置します。押すと痛気持ちいい感じがする、わかりやすいツボです。老廃物を流してくれるので美白・くすみにも効果があります。またアゴの下の筋肉にも作用し、ほうれい線やたるみなどのフェイスリフトに最も効果的なツボです。

マッサージのやり方

ツボを人差し指と親指ではさみ、ギューッと痛気持ちいいぐらいに5秒押します。これを5回くり返します。その後、耳たぶ全体をもみほぐします。

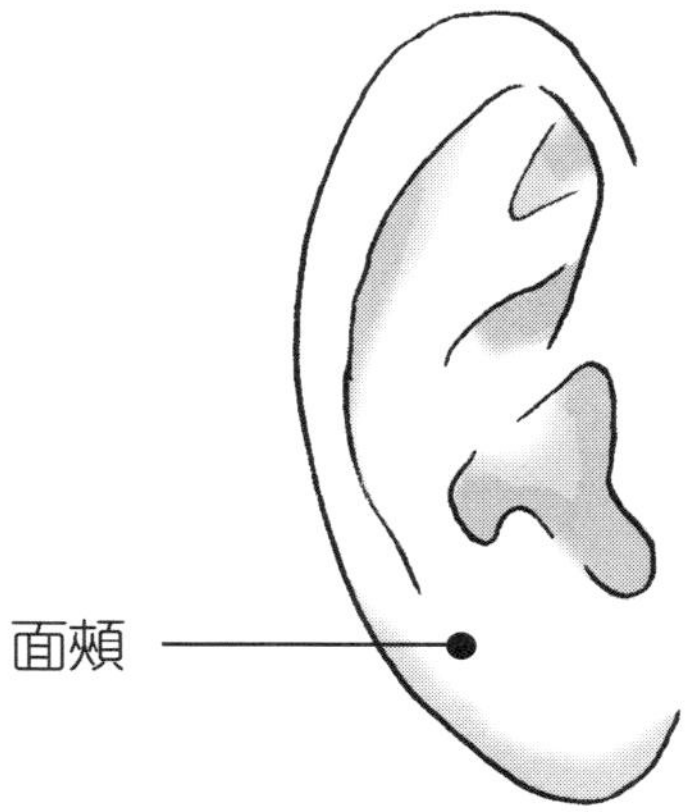

5 冷え・肩こりに効果的なツボ

●肩こり帯（かたこりたい）

耳の外側の中央よりやや下にある、肩こりツボが集中している部分。直接肩をもむより効果があります。血行不良による冷え、首や肩の凝りが解消され、全身のリンパの流れも良くなり、美肌にも効果的です。

マッサージのやり方

肩こり帯を親指と人差し指ではさみ、まず上に向かって引っ張ります。次に外側へ引っ張り、最後に耳たぶを下に引っ張ります。心地いい力加減でこの動作を5～6回行ってください。

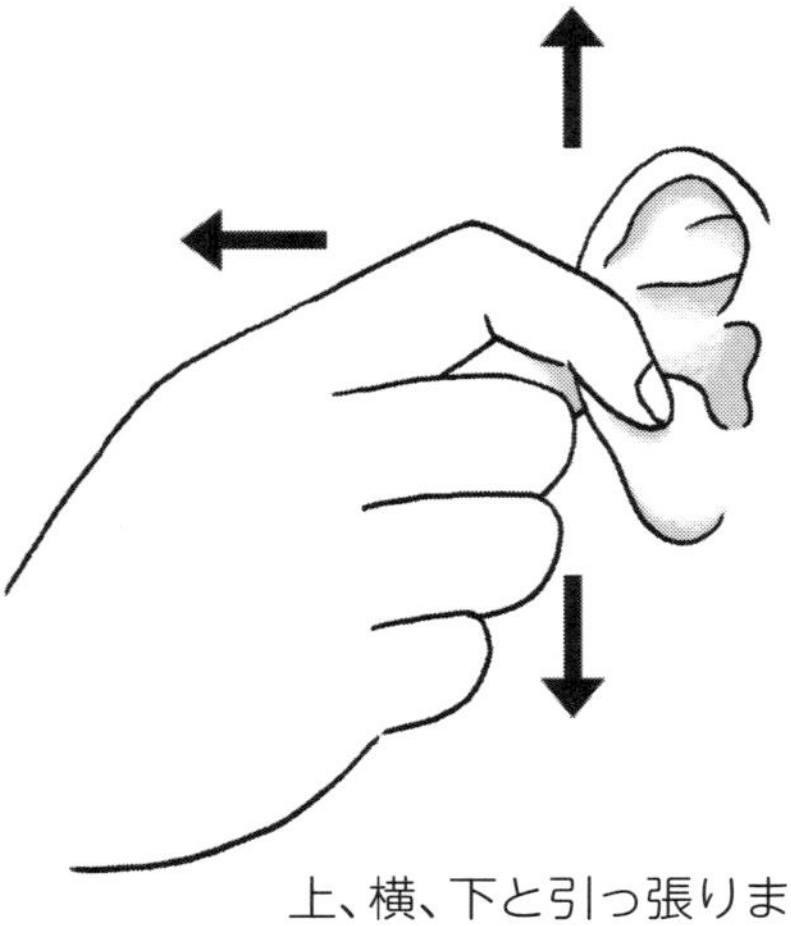

上、横、下と引っ張ります。

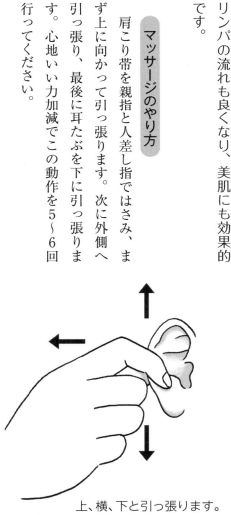

最後に耳たぶを上から下へ、やさしくまわすようにマッサージして首筋に沿ってリンパを流していきます。耳全体の血行が良くなって、気持ちが落ち着いてきます。

＊

読みながらひととおりやってみましたか？　神門から肩こり帯まで、１回につき2分ぐらい、両耳を同時に刺激してください。

最後に耳の付け根まわりを指先で軽く押して終了です。

※耳ツボマッサージは両耳同時にするのが効果的です
※飲酒後や熱がある場合、妊娠中は行わないでください

Ⅱ

小顔をつくる筋肉ほぐしマッサージ

毎日の習慣やクセで、私達の顔の筋肉は思った以上にこり固まっています。さらに疲労やストレスが加わると筋肉が収縮して血流が悪くなり、頭もガチガチの状態になっていています。それが深いシワをつくり、顔の表情を硬くしてしまう最大の原因なのです。

顔の筋肉を支えているのは頭の筋肉です。

頭の筋肉は顔の筋肉を引っ張る役目があるので、「たるみ、シワ」を改善するためには、顔と頭、両方の筋肉のコリをほぐすことが重要になってくるのです。

また、筋肉がこっていると、リンパの流れが悪くなります。

リンパとは、網の目のように全身をめぐる「リンパ管」、その中に流れる血しょうの一部でリンパ管に吸収された「リンパ液」、リンパ管が合流している部分でリンパ液を集めて浄化する役目の「リンパ節」の３つの総称です。

リンパは、からだの老廃物や余分な水分を集めていらなくなったものを排出してくれる役割、そして細菌や異物が体内に入り込まないようにする免疫機能を持っています。

しかし、リンパには流れを促すための機能がないので、「川の流れ」のようにするには筋肉運動が必要となってきます。そこで「小顔をつくる筋肉ほぐしマッサージ」を毎日行うことにより、凝りをほぐし、リンパの流れの滞りを改善していくことが大切なのです。

1 エラ張り解消マッサージ

顔が大きく見えてしまうエラ張り。実は「咬筋《こうきん》」のコリによるものが多いのです。「咬筋」とは奥歯を噛みしめるとポッコリと出る、エラの上部にある筋肉です。ものを噛むだけではなく、ストレス、歯ぎしりによっても咬筋はこってしまいます。

ここを丁寧にほぐすのがポイントです。

マッサージのやり方

口を軽く開け、耳の下とエラの上部に指先を置いて、奥歯をグッと噛みしめます。このとき、ポッコリふくらんだ部分が咬筋です。位置を確かめたら手をグーにして咬筋を軽く押さえ、優しくほぐすように内側から外側に向けてくるくると円を描いてマッサージしています。1分間ほどゆっくりとした呼吸で行ってください。

この部分がゆるんでくると、心がゆったりとして、とてもリラックスできます。目を閉じて「ゆるゆる」と心でとなえながら、筋肉がどんどんゆるんでくイメージをしてください。

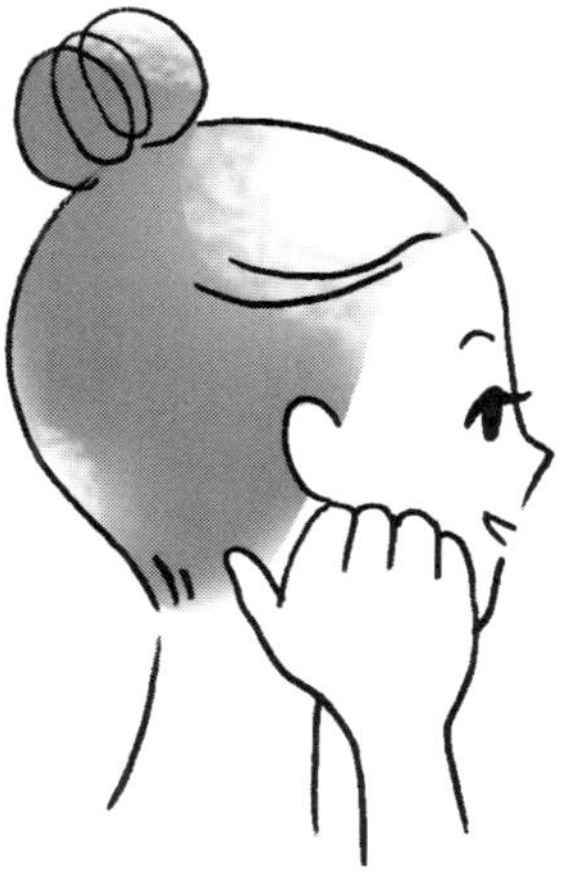

くるくると円を描くように。「ほぐれた」ことを感じてください。

「ゆるゆる」という言葉には、筋肉がみるみるうちにゆるんでいく不思議な力が秘められているのです。

このマッサージを毎日の習慣にすることが、小顔に近づく第一歩となります。「あ～ほぐれた～」と感じるまで、ゆっくり行ってください。

この「イメージする」ということがとっても大切。ものごとはイメージしたとおりに進んでいくものです。

2 ほうれい線を解消

だれもが気になる「ほうれい線」。

これがあるとないとでは、顔の印象がまったく違います。老けて見える原因の代表格であるほうれい線ができる原因は、口のまわりの筋肉（口輪筋《こうりんきん》）、頬の筋肉（大頬骨筋《だいきょうこつきん》）の機能の低下にあると言われています。

ほうれい線を解消し、若返りを目指すには、上顎《じょうがく》リガメントをほぐすのがいちばん。上頬リガメントは頬骨のすぐ下にあり、口角の上、ほうれい線のあたりにあります。

「リガメント」とは、顔の筋肉と骨、皮膚、脂肪をつなぎとめている結合点のことです。

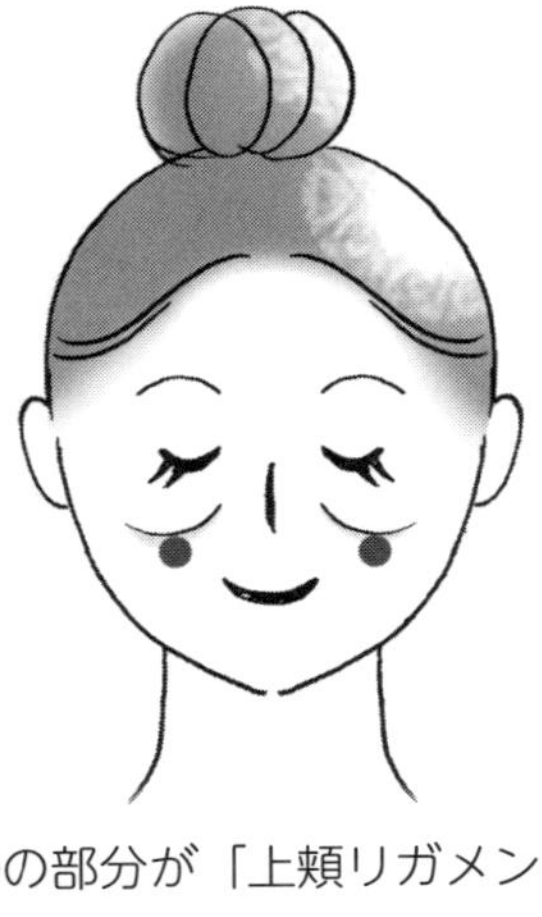

●の部分が「上頬リガメント」

「リガメント」は支柱の役割なので、ここをほぐして血流を良くすることにより、肌に弾力が出てリフトアップしていきます。

頬のたるみを予防し、こりをほぐし、ほうれい線をなくすマッサージを毎日行っていきましょう。

マッサージのやり方

手はグーにして指の第2関節でほぐしていきます。お風呂の中で、肘を膝に置いて、頭の重さのみでほぐしていきます。両手で行ってください。

グーを頬骨の下のリガメントにあて、グッと斜め上へ押し上げます。骨の間に第2関節が入っていくような「痛気持ちいい」感じで、5秒キープします。そのまま少しずらし

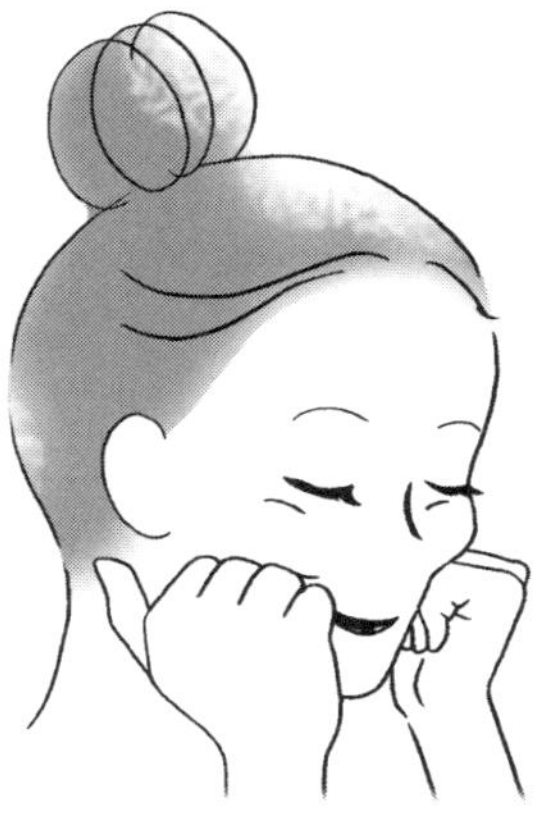

頭の重さを利用して「イタキモチイイ」を感じましょう。

て、また同じく5秒キープ。耳の前まで3ヶ所で行います。

これをゆったりとした呼吸で3回くり返してください。

最後は耳の後ろを人差し指でゆっくり押して終了です。

だいたい全部で2分間ぐらいですので、毎日の習慣にしてください。びっくりするほどの効果がありますので、なりたい自分をイメージしながら続けてください。

3 フェイスラインや目元のたるみ、シワ、眼精疲労を解消する側頭筋マッサージ

側頭筋《そくとうきん》はこめかみから側頭部の耳の上あたりにある筋肉です。ここがこると顔が引き上げられなくなり、フェイスラインや目元がたるんでしまいます。さらに、こりにより血流が悪くなるので、くすみの原因にも。フェイスラインの始まりにあるので、ここをゆるめるとリフトアップにとても効果的です。また眼精疲労も、耳まわりをほぐすことで大きく改善されます。

マッサージのやり方

手をグーにして、こめかみにあてます。奥歯をかみしめると、プクッとふくらむ場所があるので、ここからスタートしてください。親指以外の第２関節で斜めうしろに引き上げるように10回グルグルと後ろまわりに回して、こりをほぐしていき

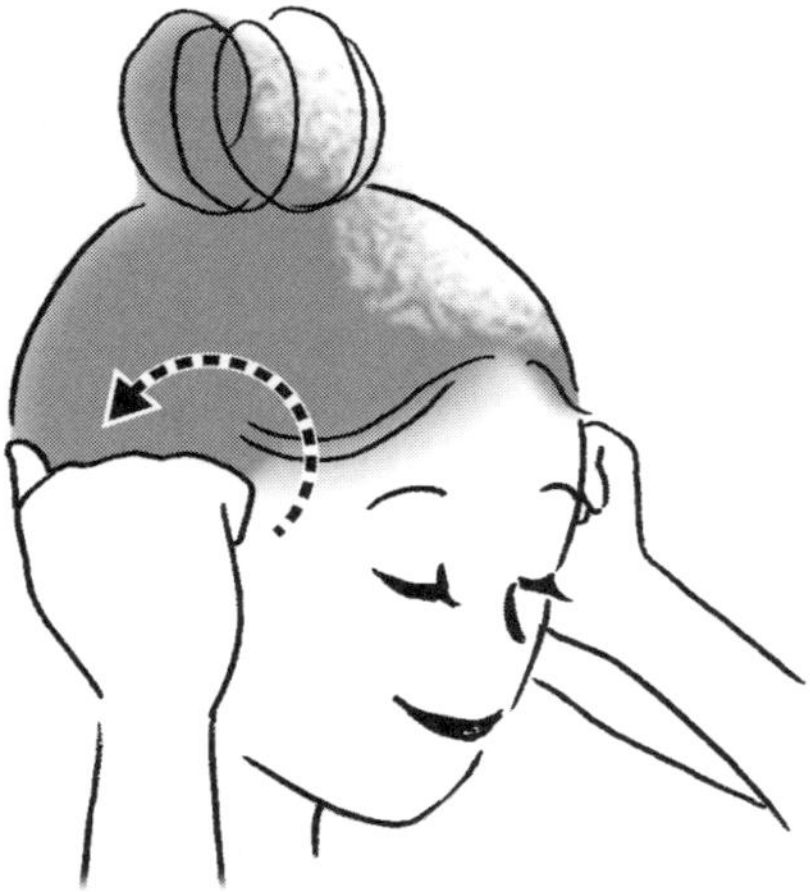

気持ちいい部分を感じながら、頭をカラッポにしましょう。

ます。

こめかみから始まり、少しずつずらして耳のまわりを4ヶ所。しっかりと筋肉を動かすようにするのがポイントです。

1ヶ所につき10回グルグルを4ヶ所。これを1セットとして3セットくり返してください。毎日継続すると自分でも驚くほどリフトアップします。本当に早く結果が出る、うれしいマッサージです。

4 眉間のシワ、まぶたのたるみを解消するマッサージ

①眉間
②眉の中ほど
③眉の終点
④こめかみ

この４点が、眼精疲労のツボです。ここのコリをほぐすことにより、血行が良くなり、目の疲れが改善されるとともに、目のクマ、まぶたのむくみ、たるみにも大きな効果があります。さらに毎日続けることにより、眉間のシワも改善されます。

マッサージのやり方

お風呂の中に座った状態で、膝に肘をついて親指を立て、そっと眉にあててください。

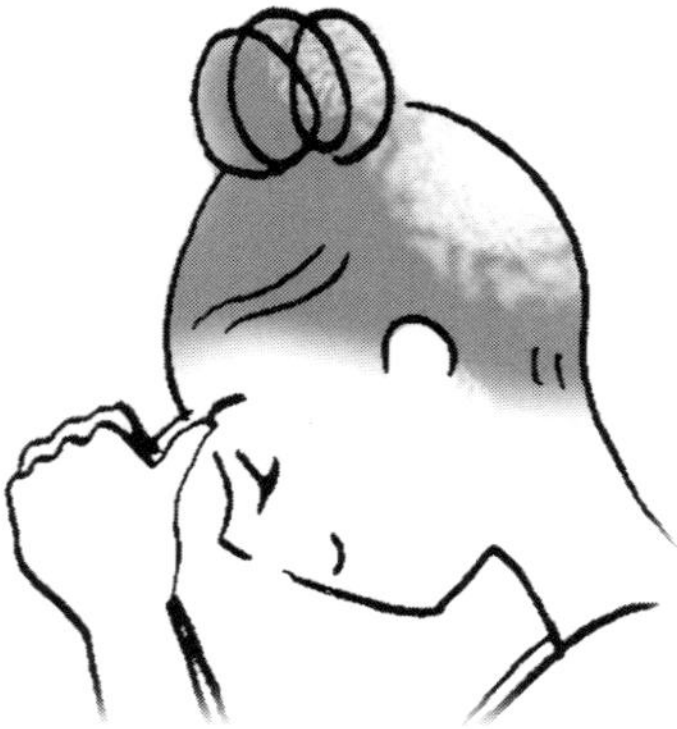

頭の重さを利用します。

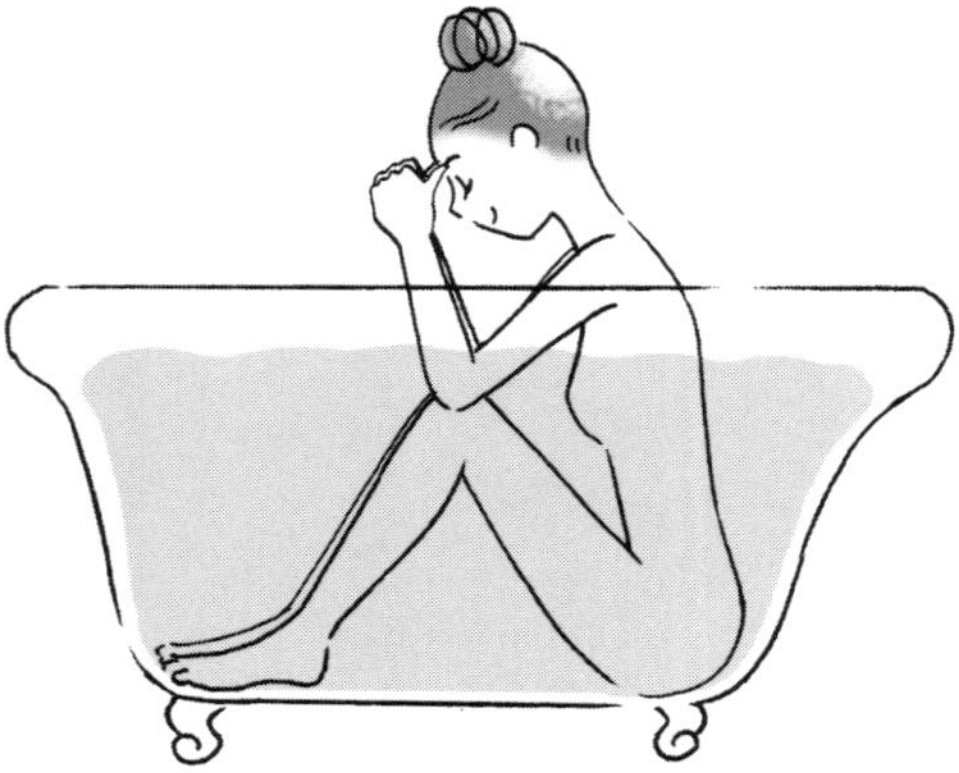

膝に肘をついてやると、力が入らずラクにできます。

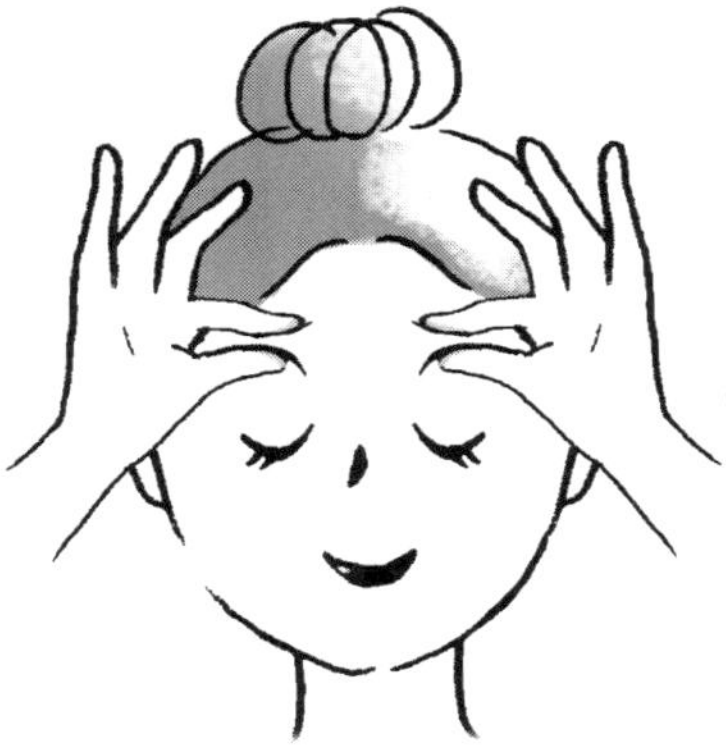

つまんで軽くゆすります。

頭の重さのみで、ゆっくりと息を吐きながら5秒間やさしく押していきます。眉頭→眉中→眉尻→こめかみの順で、3回くり返します。

その後まゆ毛を親指と人差し指で軽くつまみます。同じ順番でつまんだら軽くゆすり、こりをほぐしていきます。

3回〜4回行えば、眉間のシワがかなり改善されます。

5 おでこの横ジワを解消するマッサージ

目を見開くときに出る表情ジワが、おでこのシワ。長年の生活習慣と加齢によりお肌の形状記憶力が弱ってしまい、なかなか元に戻りづらいといわれている部分です。

眉の上にある前頭筋がこり固まると、おでこのシワにつながってしまうので、ここをしっかりとほぐすのがポイントです。

マッサージのやり方

手をグーの状態にし、第二関節でまゆ毛のすぐ上から髪の生えぎわまで上に向けて押し上げていきます。生えぎわまできたら3秒間グッと押し込みます。

1ヶ所につき3回、場所をずらしながら、おでこ全体のコリをほぐしていきます。

やさしく前頭筋を引っ張り上げるようにするのがコツです。前頭筋を毎日ケアすることにより、おでこの筋肉の弾力が回復していき、横ジワが改善されていきます。眉間のシワにも効果的です。

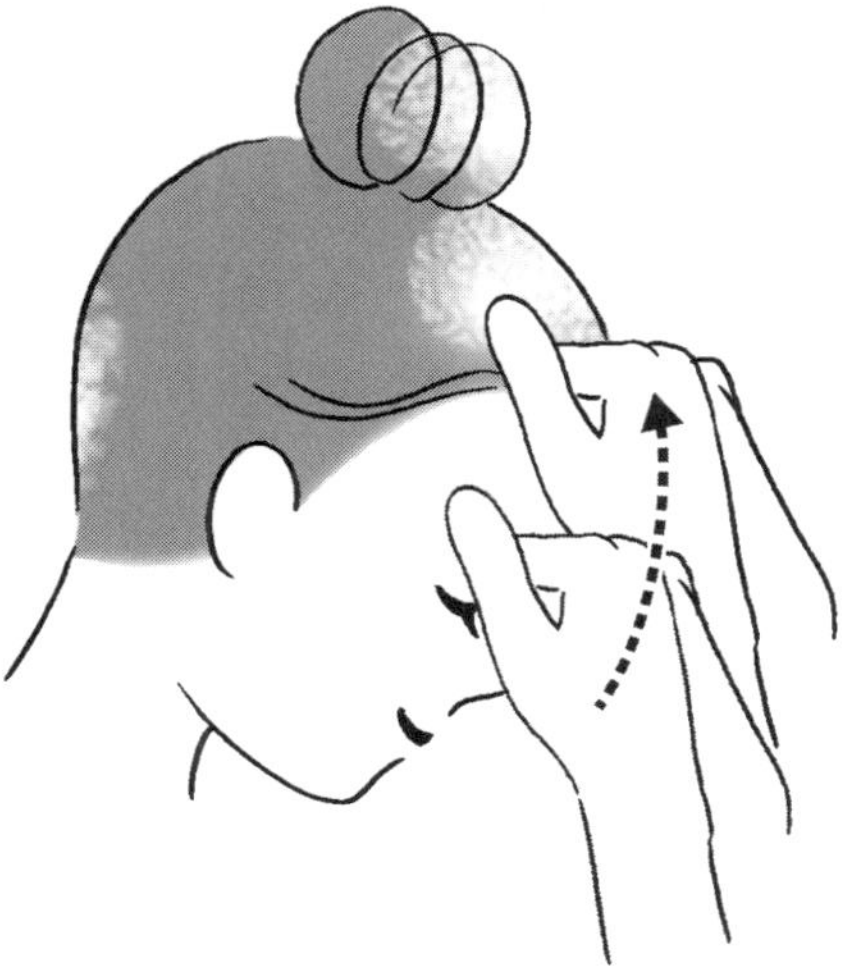

このマッサージも、膝に肘をついてやるとラクにできます。

Ⅲ

表情筋を動かし刺激を与える

お顔のコリはほぐれましたか?　かなり血行が良くなって、顔と頭がスッキリしたのではないでしょうか。

次は表情筋を動かしていきましょう。

ここからはちょっと上級者向きです。

私達が日常使っている表情筋は、なんと全体の30%。

このまま使わないでいると、どんどん老け顔になってしまいます。

毎日ゆっくり丁寧にエクササイズしていくと、どんどん美しい表情になっていき、すっきりとしたフェイスラインも手に入ります。

たるみが解消されて小顔になるだけではなく、血行が良くなるので、くまやくすみの改善につながります。新陳代謝も良くなるので、肌の透明感が増してくるなど、うれしい効果がいっぱいなのです。

ウォーミングアップ

まず、はじめに顔の筋肉を温めていきます。

顔全体の筋肉を鼻のあたりに集めるようにゆっくりとギューッと寄せていきます。顔がクシャーッとなるまで寄せたら、ここで5秒間キープ。元に戻してパッと目と口を大きく開け、5秒間キープします。これを3回くり返してください。

1 ほうれい線に効くエクササイズ①〔老け顔にならない〕

エクササイズのやり方

まず、右の頬に思いっきり空気を入れてふくらませます。口を閉じたまま、その空気を出したり入れたりを10回くり返し、パンパンにして5秒キープ。次に左も同様にします。これを3セットくり返します。

このエクササイズを毎日続けることにより、頬の筋肉がきたえられて、どんどんほっぺたの位置が上がってきます。「頬こけ」の1番の予防になるので、やればやるほど若返る、うれしいエクササイズです。

頬に空気を入れたり、出したりをくり返します。

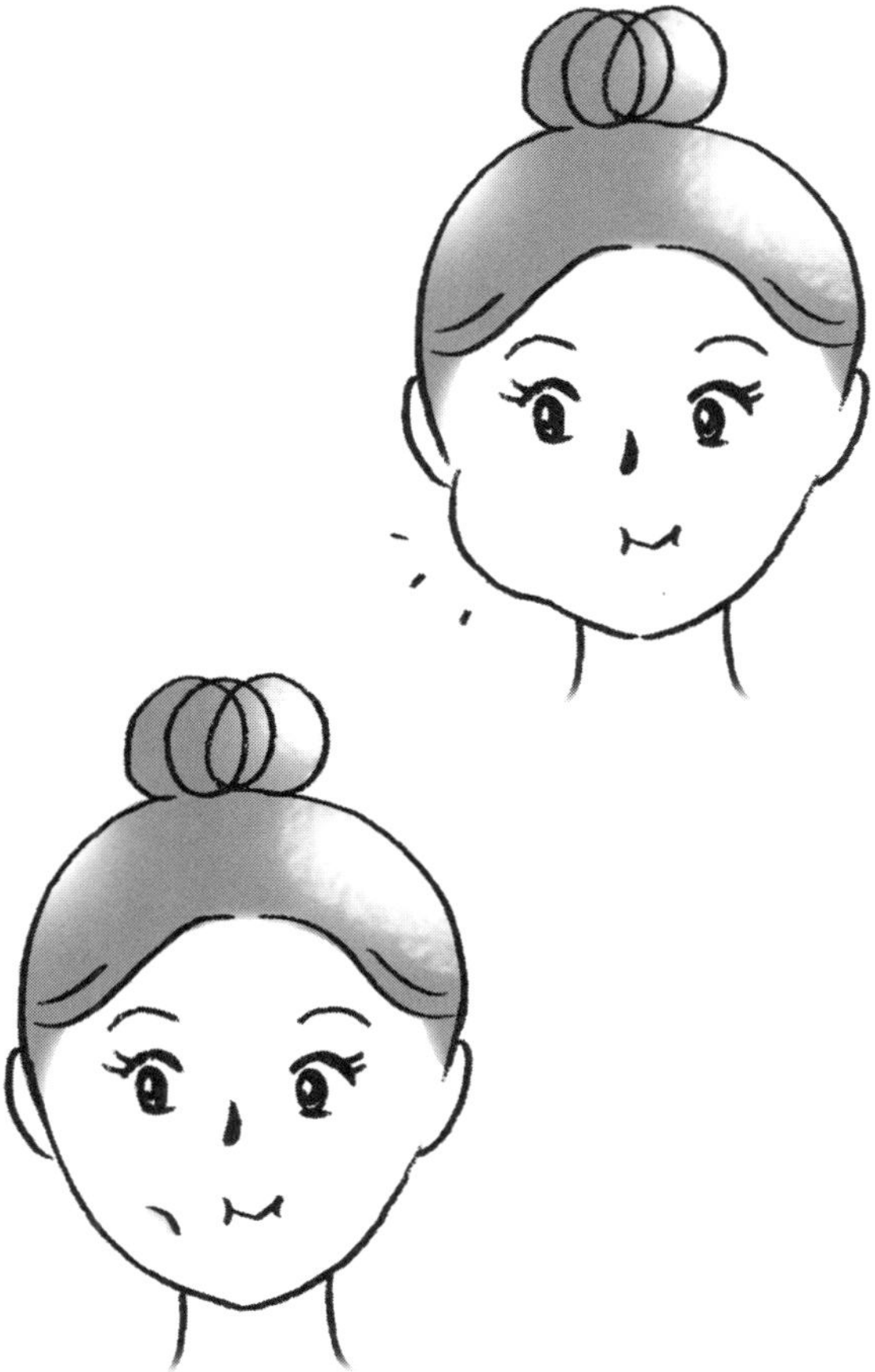

2 ほうれい線に効くエクササイズ② 〔弾力のある頬をつくる〕

エクササイズのやり方

まず、思いっきり口をとがらせて「ウー」。

そしてゆっくり、ほっぺたの「小頬骨筋、大頬骨筋」を意識して「ウィー」と言いながら口角を上げていきます。ほっぺたの筋肉で持ち上げる感じです。口角を横に引くのではなく、ななめ上に引き上げるという意識で行ってください。

10回1セット、ゆっくりとした呼吸でリラックスして行うのがポイントです。3セットが目安です。

ほっぺたの筋肉がギュッと縮み、丸みができるくらいまで行うのがコツ。これにより頬骨筋が引きしまり、お顔全体がリフトアップされ、ほうれい線にも効果バツグンです。

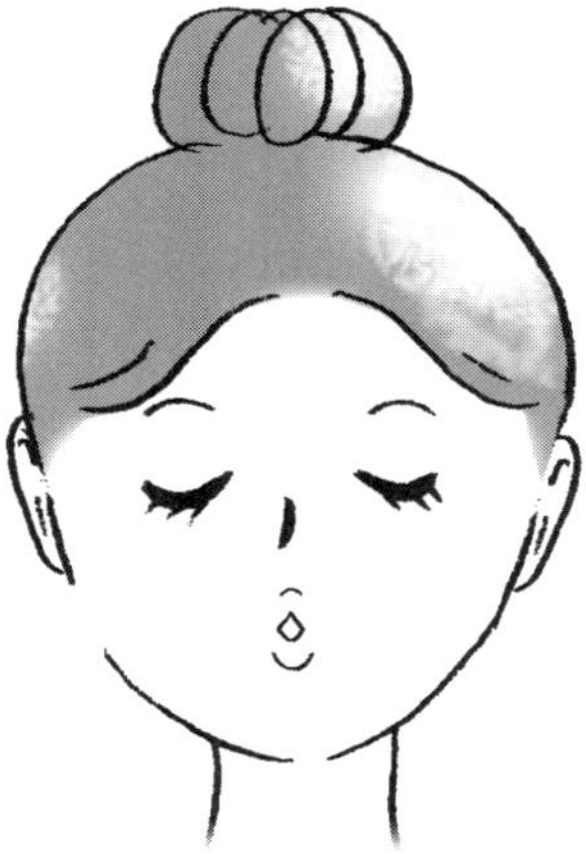

思いっきり口をとがらせて「ウー」。

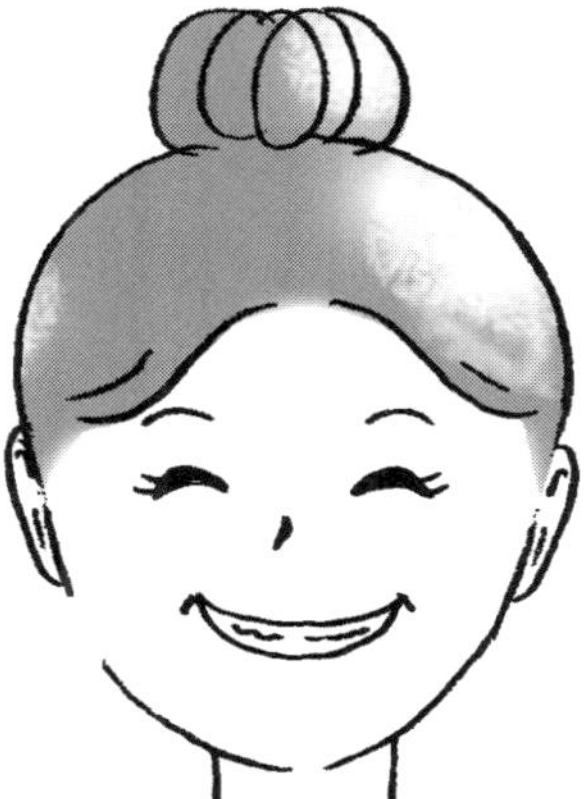

「ウー」からそのまま「ウィー」と
言いながら口角を上げていきます。

3 上級編 下まぶたのたるみに効くエクササイズ

エクササイズのやり方

目を大きく見開きます。「オー」の口にして、鼻の下を思いっきり伸ばします。できるだけ下のまぶただけを使って、ゆっくり目を細めていきます。この時、下まぶたで頬の筋肉を持ち上げるような感じで5秒キープしたら、ゆっくり元に戻していきます。これを5～10回くり返してください。

このエクササイズにより、普段使われていない頬の筋肉が動かせるので、下まぶたのむくんだたるみが解消され、スッキリとした目元になります。

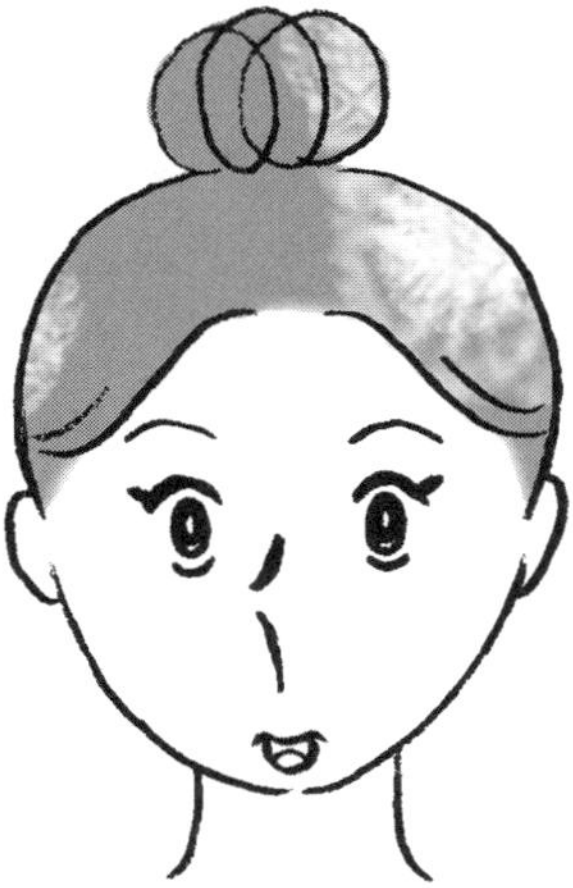

目を大きく見開き、「オー」
の口にして、鼻の下を思
いっきり伸ばします。

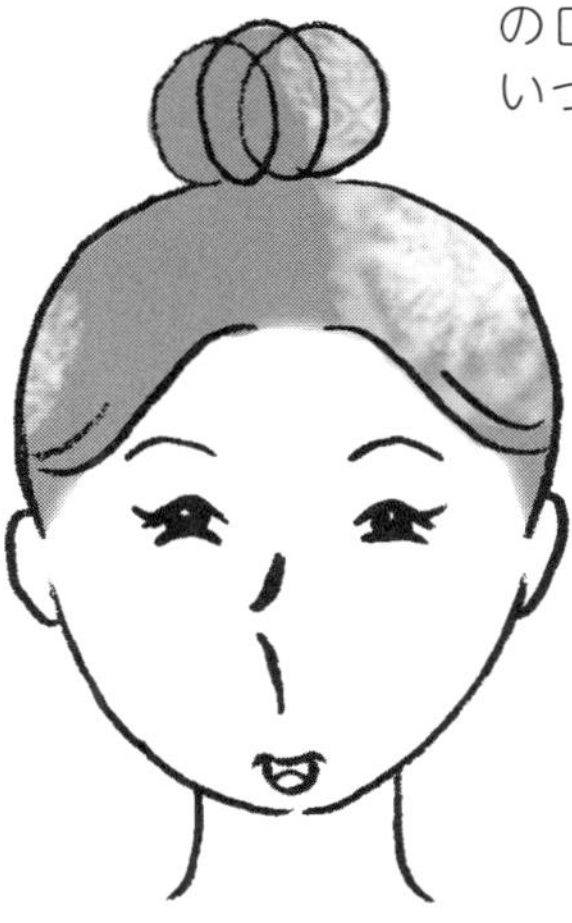

そのまま下のまぶただけを
使って、ゆっくり目を細めて
いきます。

4 首のシワをとり、アゴをシャープにするエクササイズ

どんなにキレイな人でも、首にシワがあると、かなり老けた印象になってしまいます。アゴ下のたるみ、首のシワをとることこそが若く見える重要なポイントなのです。

エクササイズのやり方

まず、両手をクロスして胸に置き、大胸筋をやさしく下に引っぱります。

その状態で下をむき、「イーッ」と口を横に引き、口輪筋に刺激を与えながら天井が見えるくらいまでゆっくりと顔を上げ、上を向いていきます。そのとき、首の両側にある胸鎖乳突筋《きょうさにゅうとつきん》をストレッチすることを意識してください。

これによりアゴの下のたるみをとるのにとても効果的です。

上まで行ったら、ゆっくりと顔をゆるめて息を吐きながら元の状態に戻してい

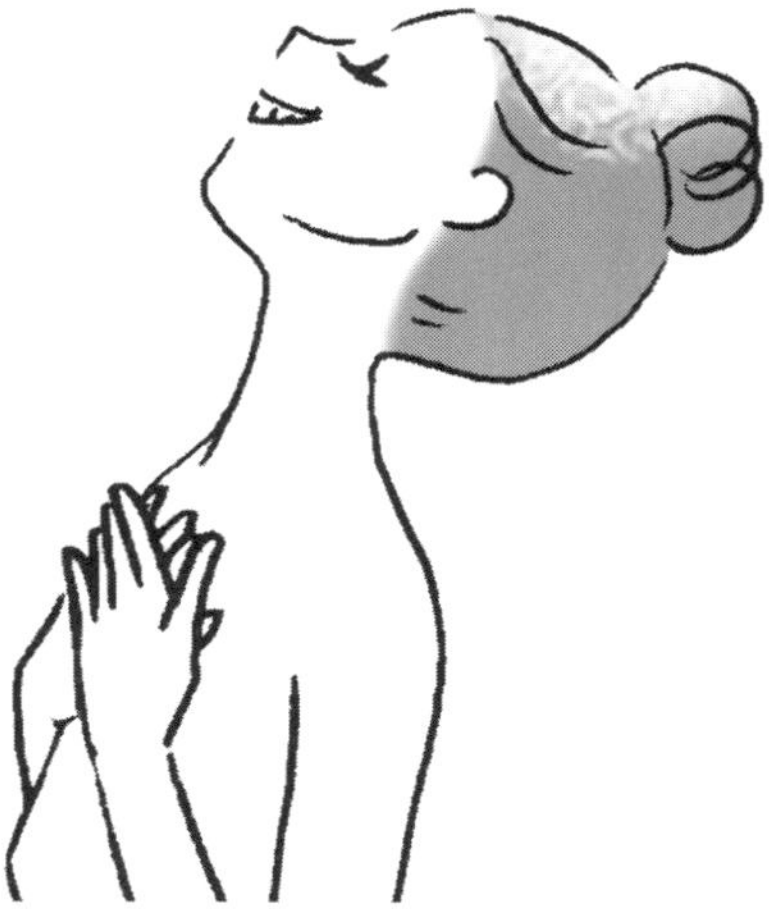

「イーッ」と口を横に引くことで、
首の両側がストレッチできます。

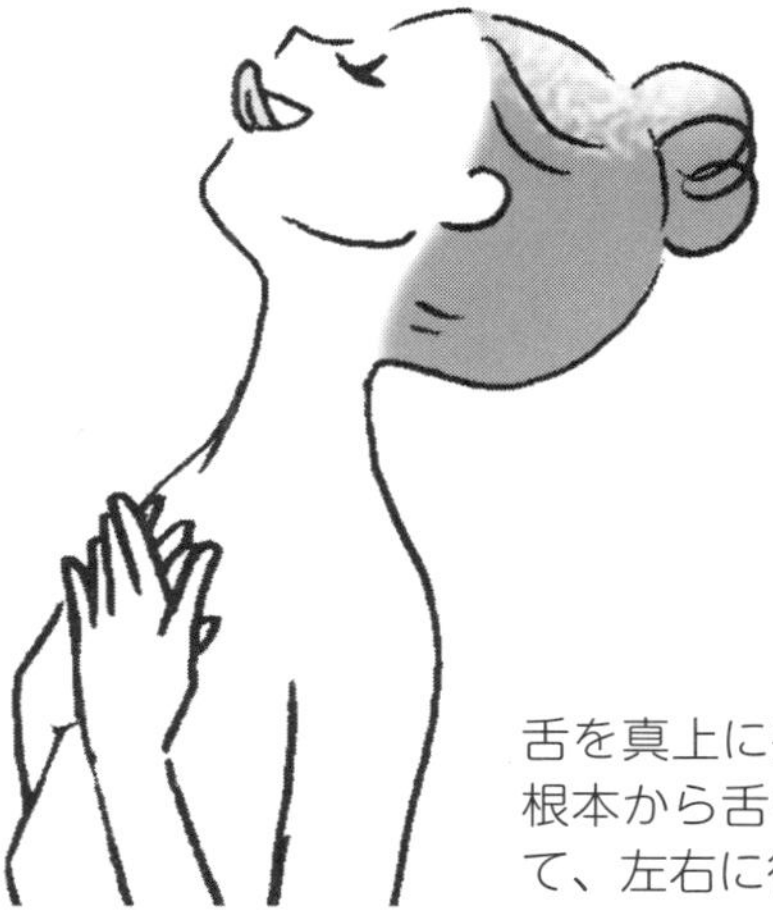

舌を真上に突き出し、そのまま
根本から舌を動かすのを意識し
て、左右に往復させます。

きます。肩の力を抜いてリラックスして行うのがポイントです。ゆっくりとした呼吸で、息は止めないこと。

5回行い、6回目は上で止めます。

舌を真上に突き出し、そのまま根本から舌を動かすのを意識して左右に5回行ったり来たりします。

最後にさらに真上に舌を突き上げて、10秒キープします。

ゆっくり元に戻します。

このエクササイズは口のまわりの口輪筋をアゴ下のオトガイ筋に働きかけ、口元のたるみによる二重アゴを予防します。さらに胸鎖乳突筋をストレッチすることにより、首のシワをとるのに絶大な効果があります。

毎日行って、すっきりした、きれいな首元を手に入れてください。

若く見える人は若く見られる努力をしています。「いつも笑顔でいること、老けた真顔を人には見せないこと」、そのためにはフェイスエクササイズで筋肉を自由自在に動かせるようにしておくことがポイントなのです。

Ⅳ

お風呂でやる軽いストレッチ

お風呂に入ると身体が芯まで温まり、リラックスします。

この状態でストレッチすると、ダイエット効果が倍増し、痩せやすくなります。耳ツボマッサージ、顔のコリほぐしのマッサージ、表情筋エクササイズで代謝を上げて、筋肉のコリをほぐして血流が良くなったあと、軽いお風呂ストレッチをする。この順番がとても大切なのです。

とにかく身体の脂肪は燃えやすい状態になっているので、このチャンスを逃す手はありません。

でも、無理は禁物。懸命にやってしまうと、せっかく身体の芯までリラックスできているのが台無しです。気持ちいい、と感じることを大切に。お風呂の温度も低めからはじめて、徐々に42度ぐらいまで上げて行ってください。

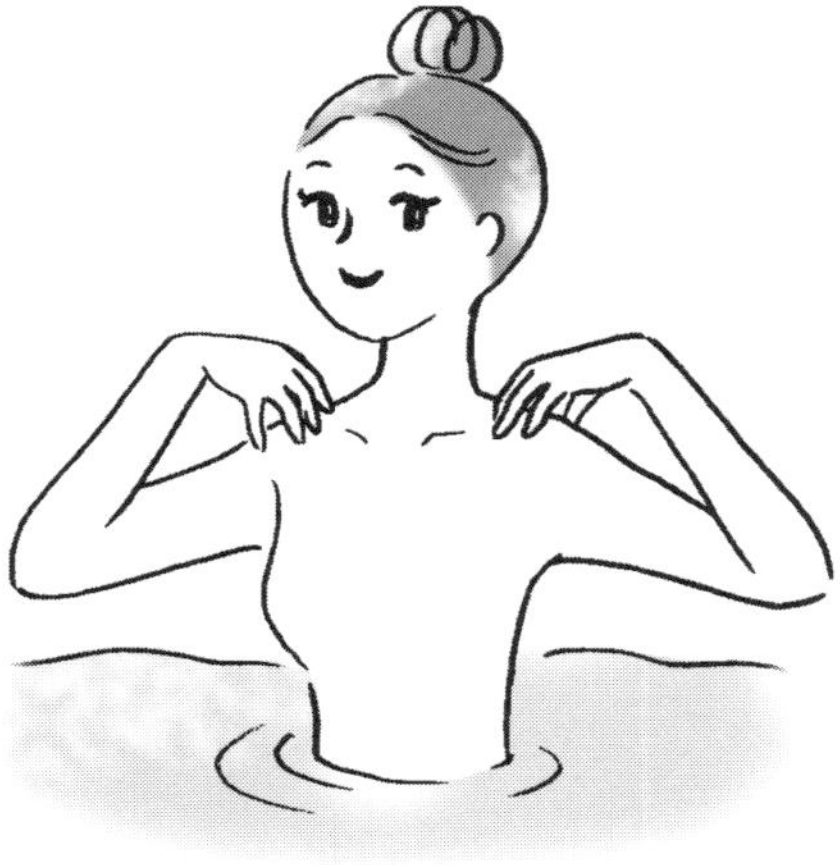

肩甲骨を動かすことを意識しましょう。

ウォーミングアップ

まず、脇の下を軽くマッサージしてリンパの流れを良くしていきましょう。

次に片腕を上げ、反対の手を脇の下に当て、親指以外の4本の指で、やさしくクルクルとマッサージします。10回行ったら、反対側の脇も行ってください。

手を肩に軽くおき、肘を開きます。その状態で肘を大きく円を描くように内側から外側に向けてグルグルと肩甲骨を動かしていきます。これを5回行ってください。

この動作により、肩甲骨まわりがほぐれ、代謝が上がっていきます。

1 美肌、リフトアップ

ストレッチのやり方

浴槽のふちにタオルをのせ、その上に首が心地よく当たるように頭をのせます。そして、ゆっくり呼吸しながら首を左右に伸ばしていきます。伸ばすほうの肩が浮かないように反対の手で押さえるのがポイントです。そのまま10秒キープし、反対側を行ってください。これを1セットとして、気持ち良く首が伸びたなと感じるまで、2～3回行ってください。

首を捻った時に鎖骨から耳の下に浮き出る筋を「胸鎖《きょうさ》乳突筋《にゅうとつきん》」といいます。ここをストレッチすることで、首のリンパの流れが良くなり、リフトアップと同時に美肌効果もあります。

細くスッキリとした首元になり、首コリ、肩コリにもとても効くので、毎日続けてください。

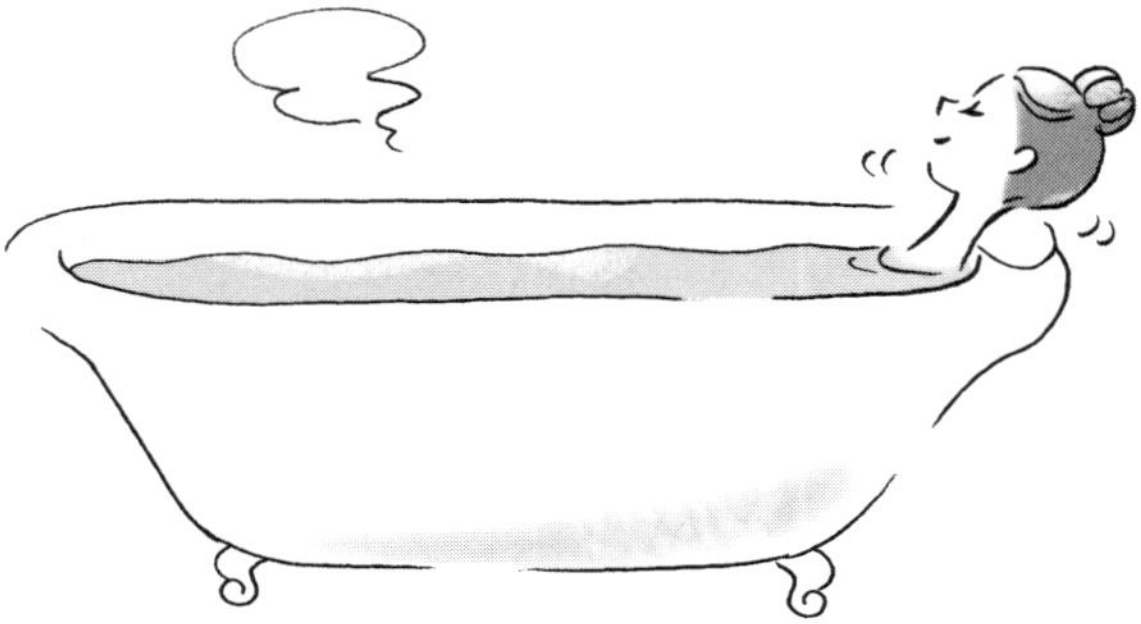

浴槽のふちにタオルをのせ、その上に首が心地よく
当たるように頭をのせます。

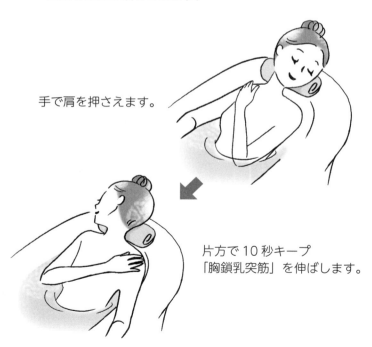

手で肩を押さえます。

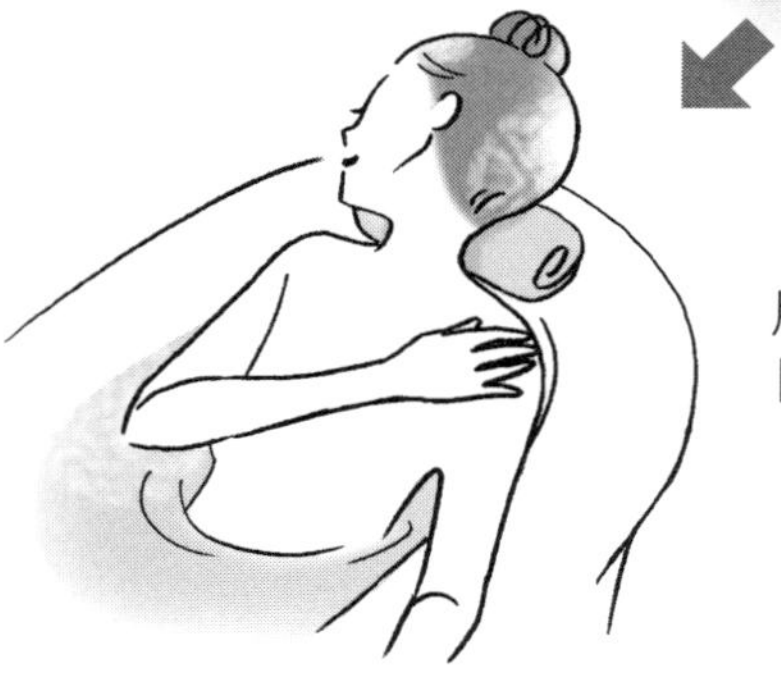

片方で10秒キープ
「胸鎖乳突筋」を伸ばします。

2 バストマッサージ、心のデトックス

バスト周辺にあるリンパを刺激すると、不眠、むくみ、そして心のデトックスに繋がります。

それが若返りに役立つのは言うまでもありません。1日にあったいろいろな忘れたいことを、ゆっくりマッサージしてすべて流してしまいましょう。バストアップにも最適のマッサージです。

マッサージのやり方

①手をグーにして、親指を除く指４本の第２関節で、胸の中央からみぞおちの下までやさしくすりおろします。これを5回くり返します。

②右手を左の鎖骨の下に置き、親指を除く指４本を骨の間に入れるイメージでゆっくり脇の下までマッサージしていきます。反対側も同様に行います。鎖骨の下

①

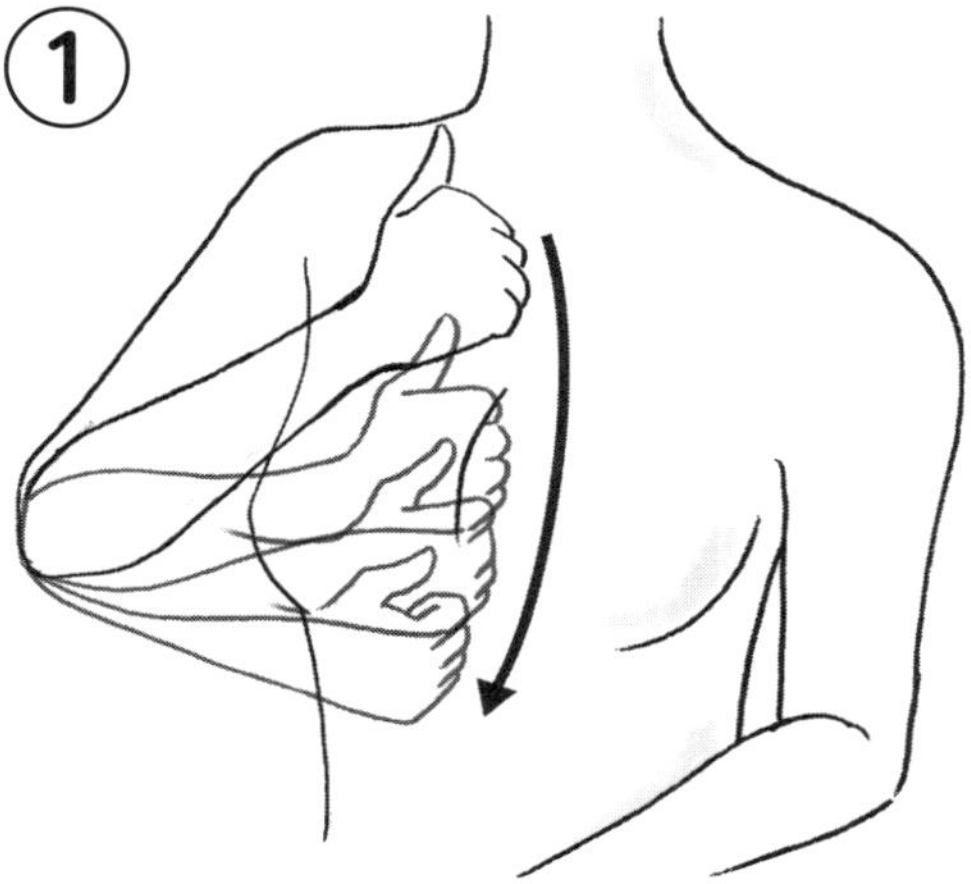

胸の中央からみぞおちの下までやさしくすりおろします。

②

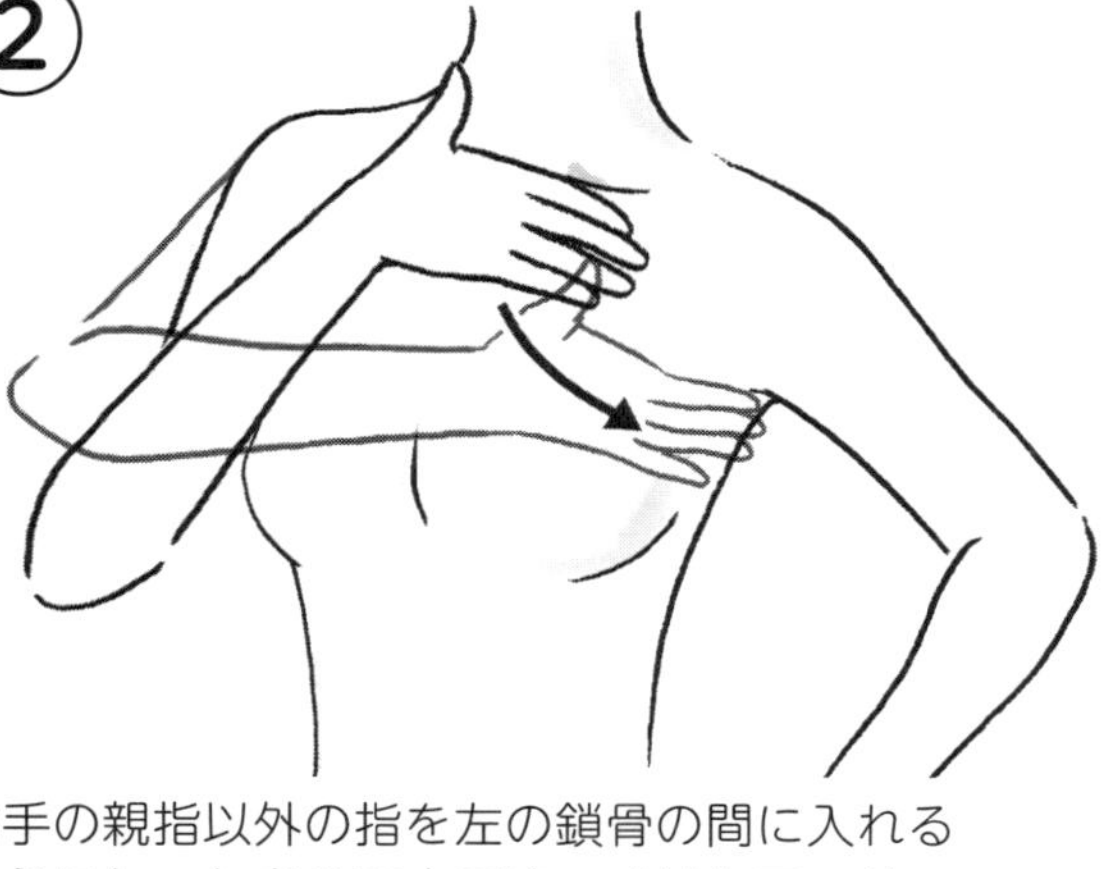

右手の親指以外の指を左の鎖骨の間に入れるようにし、わきの下までゆっくりとマッサージしていきます。

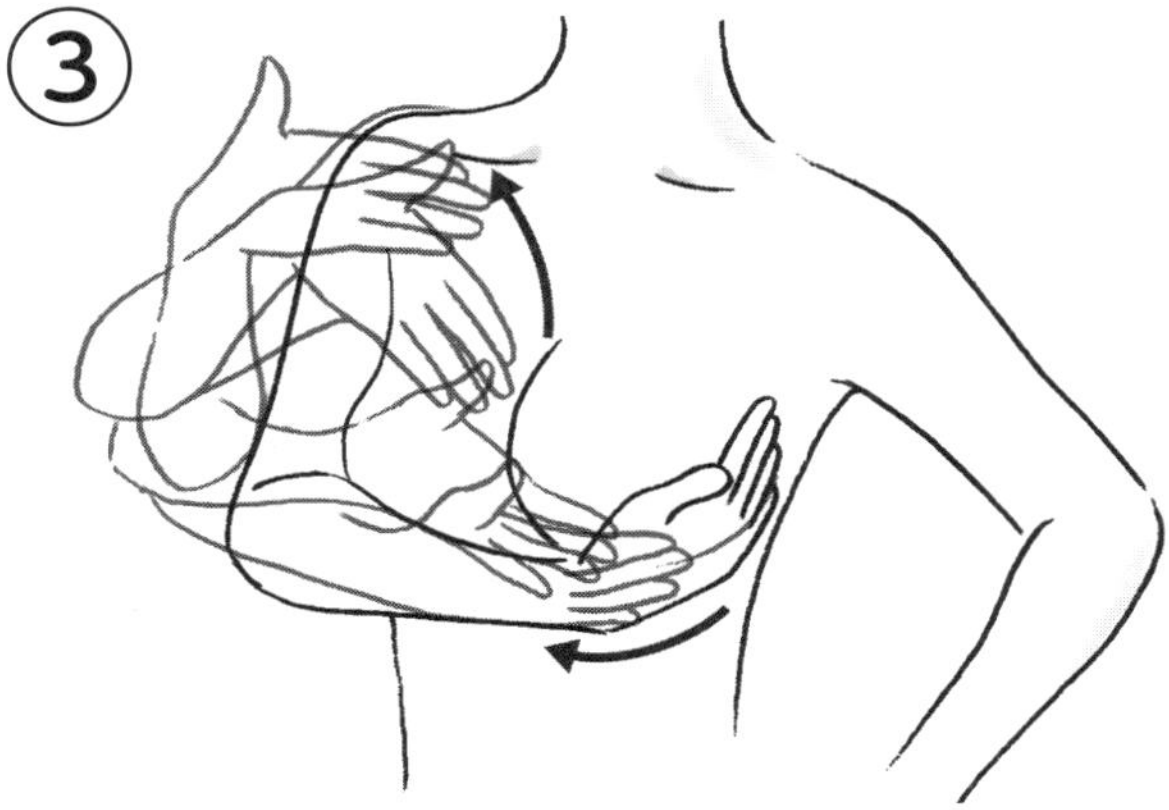

バストの下からみぞおち、手を上に向けて鎖骨の下までゆっくりマッサージします。

を広げるように大きく息を吐きながら、左右3回ずつ行ってください。

③次に右手を左脇の下に置き、左バストの下をゆっくりなぞるようにマッサージしていきます。みぞおちまできたら、上に向けて右鎖骨までゆっくりマッサージします。反対側も大きな呼吸でゆっくり息を吐きながら3回ずつ行ってください。

このマッサージを丁寧にやることで女性ホルモンの活性化につながり、さらに心のモヤモヤがどこかに飛んでいってしまうから不思議です。毎日欠かさず行ってください。

3 ウエストシェイプ

エクササイズのやり方

お風呂の中で膝を立てて座り、左手をバスタブのフチにかけます。右手を左の肩に置き、固定します。そのままゆっくり息を吐きながら左側に上半身をひねっていきます。下半身は固定して動かさないでください。ウエストが気持ちよくひねられていると感じるまでひねって5秒キープしてください。終わったらゆっくり息を吸いながら戻していきます。反対側も同様に行ってください。これを2～3セットくり返すと効果的です。

本当に簡単なエクササイズですが、しっかり丁寧に行うとウエストがみるみるうちにシェイプされていきます。継続してカッコイイくびれを手に入れてください。

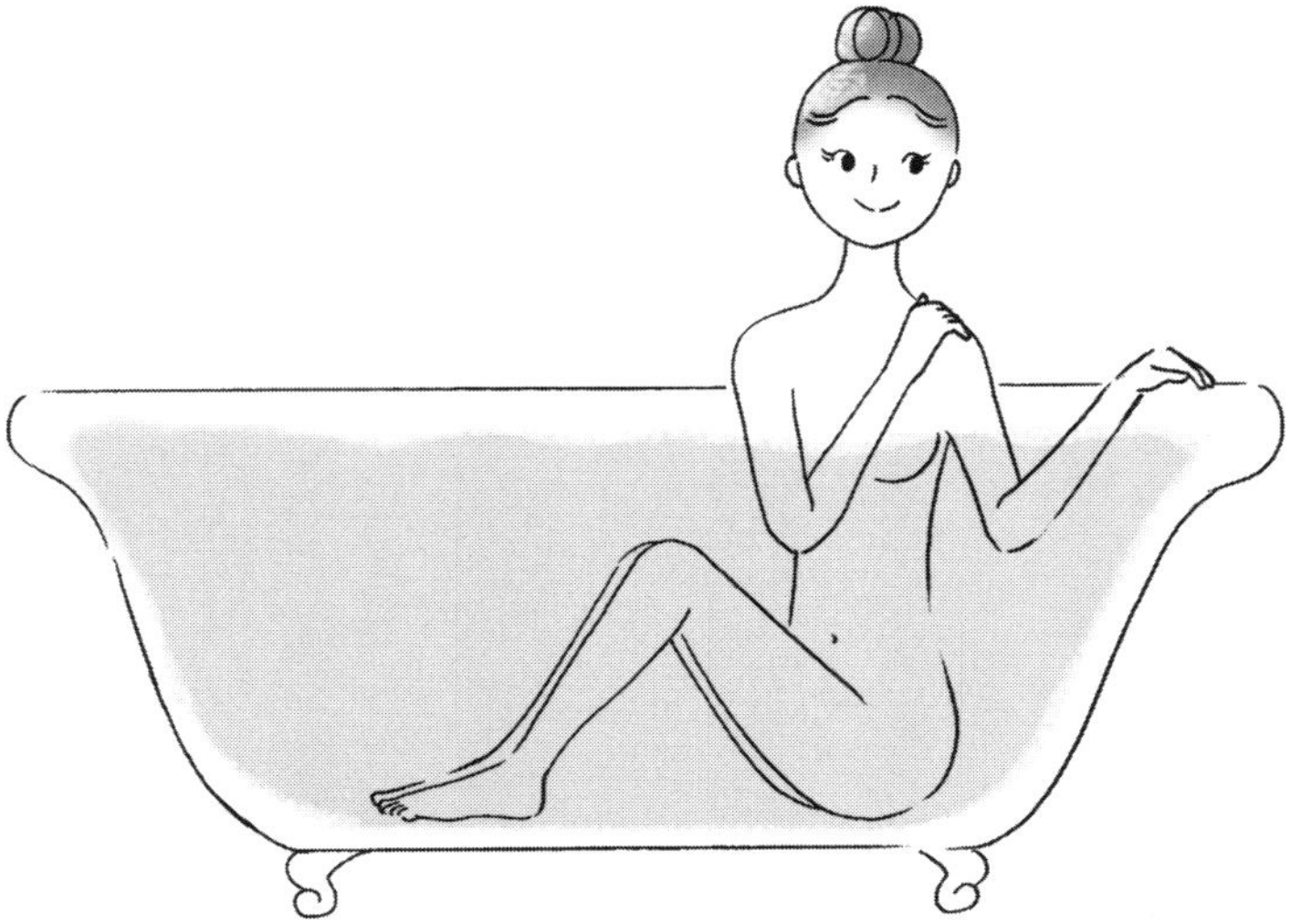

ウエストが気持ちよくひねられているなと
感じるところで５秒キープ。

4 ヒップアップ、太ももひきしめストレッチ

ストレッチのやり方

お風呂の中で両足を肩幅くらいに開いて座ります。(この時、膝の角度は90度ぐらいにする)

両手は浴槽の底につけたまま、左膝に右膝をかけ、そのままゆっくりと右側に倒していきます。この時、呼吸は止めず、ゆっくり息を吐きながら行ってください。10秒キープしたら、反対側も行ってください。(これを1セットとして3セットくり返す)

このエクササイズはお尻のインナーマッスルをストレッチするので、鼠径部《そけいぶ》リンパが刺激され、腰から下半身のリンパの流れが良くなり、シェイプアップに効果的です。足のむくみが改善され、太ももをひきしめる効果があります。

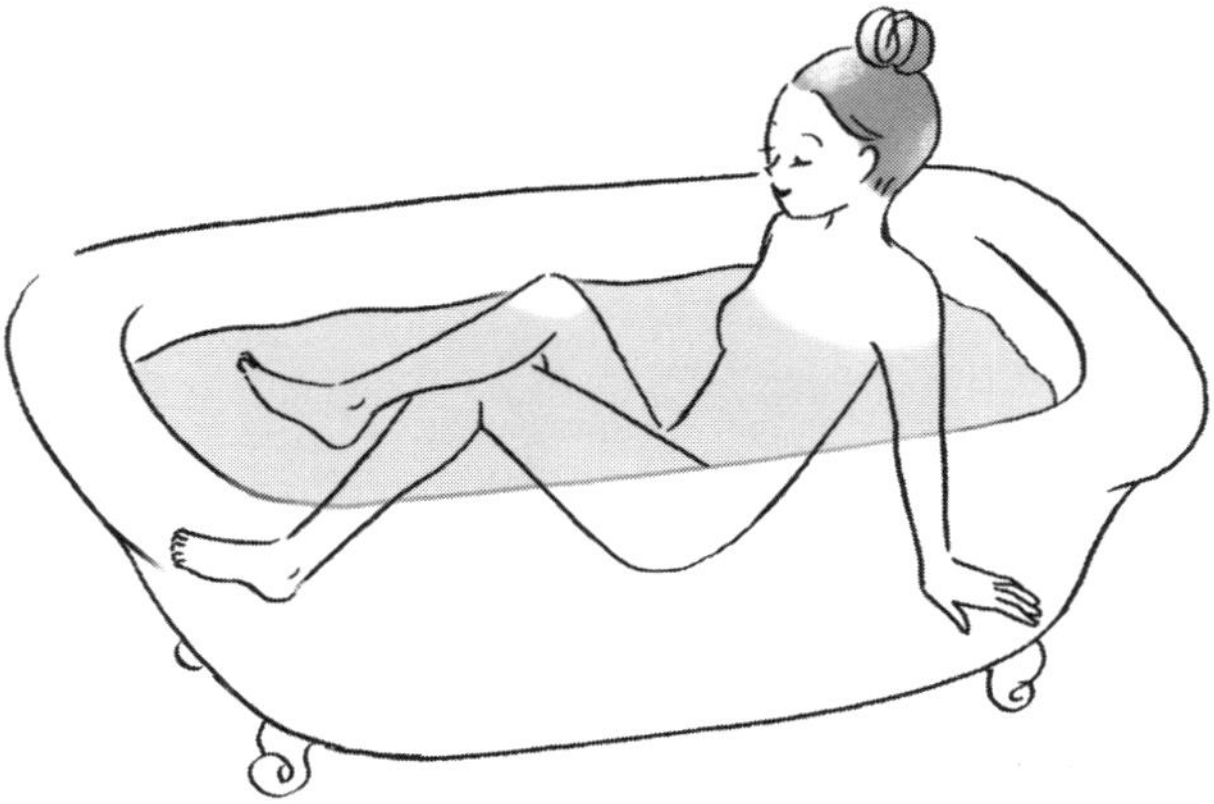

かけた足の重みを利用して……

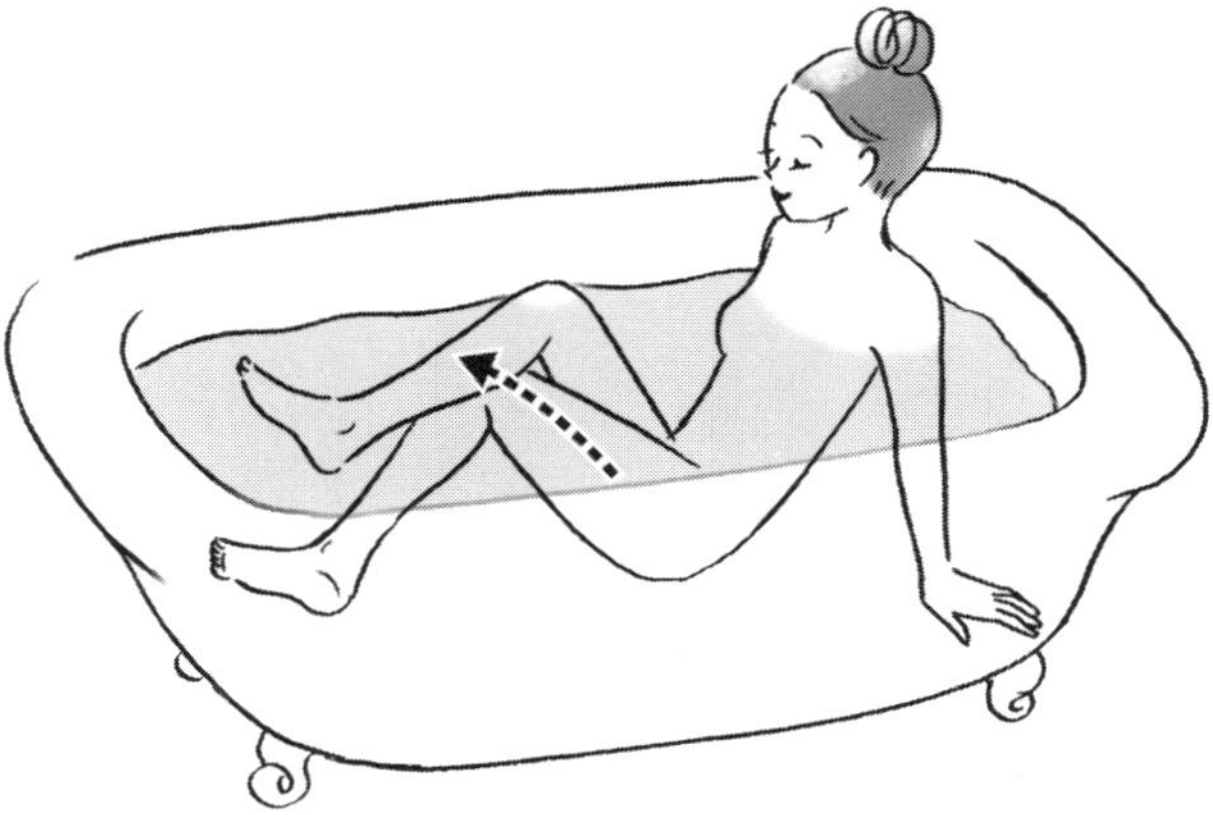

ゆっくり、息を吐きながら倒していきます。

5 ふくらはぎのストレッチ

ふくらはぎは第2の心臓といわれています。お風呂の中でストレッチすることにより、全身の血行が良くなり、末端まで血液が行きわたり、ダイエットのみならず、冷えのむくみの改善につながります。

ストレッチのやり方

お風呂の中で膝を立てて座り、片方の足をバスタブのフチにかけ、膝を伸ばしてください。この時、できれば背筋を伸ばし、かけた足の、できれば足首のほうを両手で持ちます。この状態で20秒キープして、ももの裏からふくらはぎにかけてストレッチします。そのとき、つま先を自分のほうに数回向けるとさらに効果的です。息は止めずに、ゆっくりとした呼吸で行ってください。

反対側も、同じように行ってください。

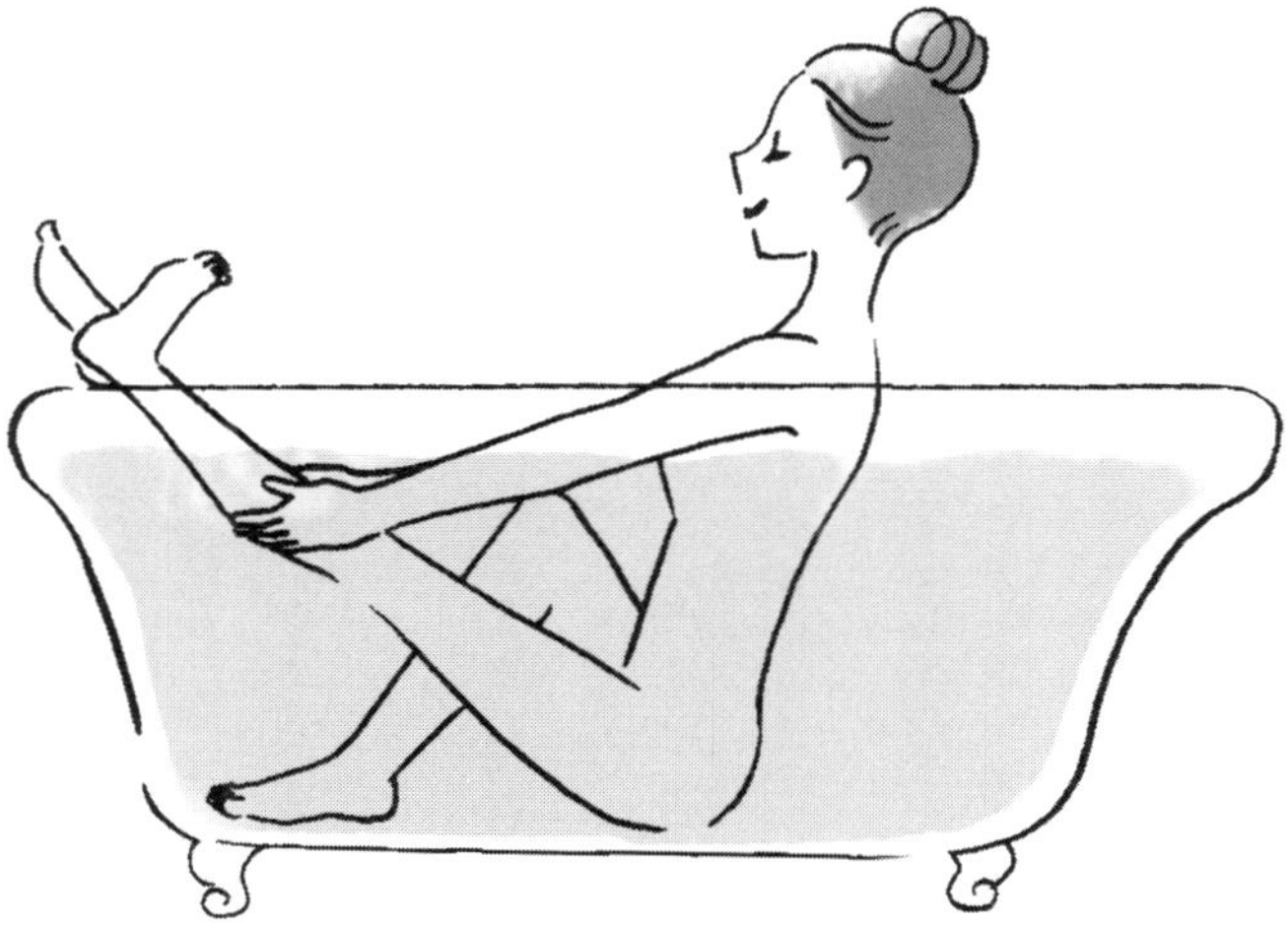

もものの裏からふくらはぎにかけてストレッチします。

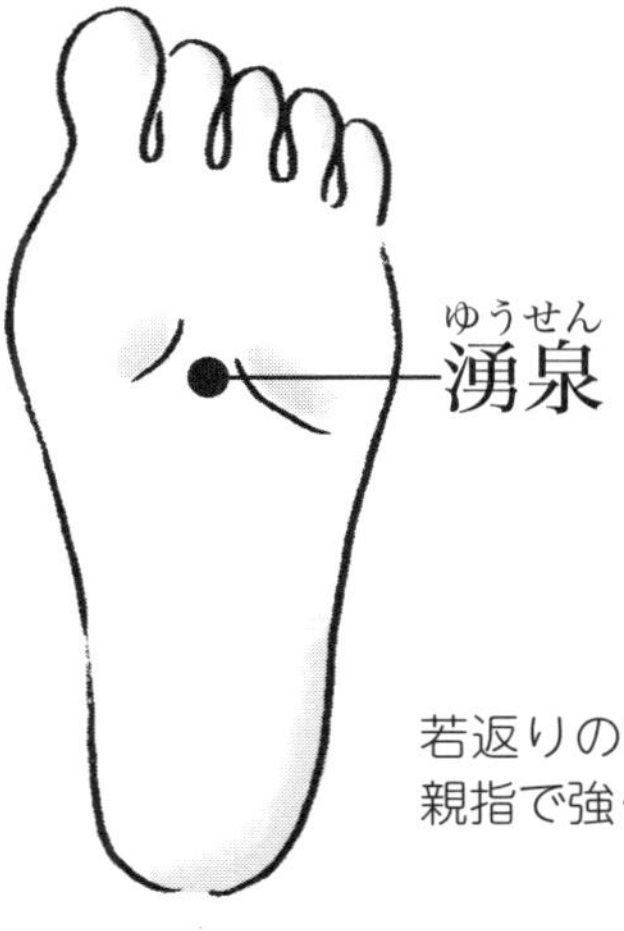

若返りのツボ、湧泉を両手の親指で強く押し込みます。

最後に「若返りのツボ」を押していきましょう。

足の裏にある湧泉《ゆうせん》というツボには、疲労回復・冷え性・生理痛・更年期障害など、婦人科系の症状に効果があります。女性にはとてもうれしいツボです。

ここを刺激すると腎臓の調子が整い、身体が温かくなり、リンパが流れやすくなります。リンパの詰まりが取れて老廃物が流れ出すと、それだけで顔色が明るくなり、肌に透明感が出てきます。

足の裏の土踏まずの上の中央、足の指を曲げたときに凹むところにあります。両手の親指で強く押し込みます。「3秒押してゆるめる」をくり返し、湧泉が温かくなるまで行います。

この「若返りのツボ」をお風呂の中だけでなく、お風呂上りにベッドの中でも押していただくと、より効果的です。

入浴後、眠りにつくまでの時間のすごしかた

以上のエクササイズを湯船でしても、かかる時間はおそらく10分ぐらいかと思います。座禅やマインドフルネスの実践だと、時間をつくり、静かな場所を選び、集中する準備が必要だと思いますが、湯船エクササイズなら、日常生活の中で無理なく実践することができます。

さて、お風呂から出て、脳と心がからっぽになっているところで、眠るまでにやることといえば、お肌のお手入れと髪を乾かすことぐらいです。

ここでスマホをいじらないのはもちろんのことです。

お風呂から出たら、適度にボーッとしていると思います。湯船エクササイズで気持ちのよい疲労感もあると思います。わざわざご褒美の旅行に行かなくても、自

宅のお風呂でこれだけの心地よさが得られるのです。

お風呂から出て、体温が少し下がってから横になると、とてもいい眠気を感じることができますから、30分から1時間ぐらいのうちにベッドに入りましょう。

ベッドに入るまでは、LED照明や蛍光灯はつけず、できるかぎり明かるさを絞った間接照明だけにしましょう。なにも考えることなんかありません。

そして、明かりを消したら必ず言ってほしい言葉があります。


「寝るって、決めた！」


人生で自分が決めたことは必ず早く実現します。

眠ると決める、つまり、快眠美人になると決めるのです。

何度も言いますが、深い眠りは最高の美容液なのですから。

第3章

快眠時のホルモン分泌で、若さと美オーラを手に入れる

♥美肌は快眠時の「成長ホルモン」でつくられる

「寝落ち」の快感は得られましたか?

睡眠のキモは、「量」ではなく「質」です。8時間でなくとも大丈夫。6時間でも5時間でも、「グッスリ寝た」と感じればそれで十分です。睡眠の満足度はベッドに入っている時間ではなく、深く眠ったという実感で計りましょう。

なぜ女性にとって「深く眠る」ことが大切なのでしょうか。それは皮膚、骨、筋肉など、体を支える組織の細胞の代謝を促進する「成長ホルモン」が、深く眠っているときに分泌されるからです。

「寝る子は育つ」といいます。こどもの骨は寝ている間に成長します。それは「成長ホルモン」が深い眠りの間に分泌されるからです。

最も深い眠りは入眠後1時間ぐらいのところ、つまり「寝落ち」したすぐあとです。いわゆる第一次ノンレム睡眠の部分。この寝入りばなの3時間に、お肌をキレイにする「成長ホルモン」がもっとも分泌されるのです。

第一次ノンレム睡眠のあと、レム睡眠が訪れ、入眠から4時間後ぐらいに再びノンレム睡眠が訪れます。この第二次ノンレム睡眠までグッスリ眠れていれば、お肌の状態はどんどんよくなっていきます。睡眠の質が悪いとお肌が荒れるのは、成長ホルモンの分泌が滞るからです。

お肌のターンオーバー周期は28日。湯船エクササイズで1か月「寝落ち」が続けば、お肌はキレイに生まれ変わります。

「快眠〝美肌〟美人」は、寝落ちした直後に分泌される「成長ホルモン」のおかげなのです。

♥「痩せグセ」ボディは湯船エクササイズと快眠で手に入れる

睡眠が影響するホルモンは他にもあります。

それは食欲をコントロールする「レプチン」と「グレリン」です。

食欲を抑えるのが「レプチン」、食欲を促すのが「グレリン」。

レプチンは脳の視床下部にある満腹中枢を刺激して満腹感を感じさせ、「もう食べなくてもいい」と感じるようにするホルモンです。

グレリンは胃から分泌され、やはり視床下部にある食欲中枢を刺激して「もっとなにか食べたい」と思わせるホルモンです。

グレリンは本来、空腹でエネルギーが不足したときに、エネルギーの補充を促すためだけに分泌されればよいのですが、十分に睡眠がとれていない人の血中濃度を調査したところ、レプチンが少なく、グレリンが多いという結果が出ました。

つまり、「睡眠が十分でないと、食べすぎを促してしまう」ということです。

睡眠不足で体がだるくなり、頭がボーっとしていると、体と脳の活動量が低下し、カロリーの消費量が少なくなります。その上、レプチンとグレリンのホルモンバランスの崩れから、食欲抑制のタガが外れて過食になり、太りやすくなってしまうわけです。

湯船エクササイズでカロリーを消費することで得られた快眠は、翌日の脳と体の活動を活発にし、消費カロリーを増やします。レプチンの正常な分泌が促されるので食欲も抑制されます。

「痩せグセ」ボディは湯船エクササイズと快眠でゲットできるのです。

♥眠りへといざなう睡眠ホルモン「メラトニン」は、美オーラホルモン「セロトニン」から

もうひとつ、快眠のための大切なホルモンの話をします。

このホルモンは、女性にとって不可欠です。特に、美しい〝オトナ〟の女性になるためにはどんどん分泌してもらいたいホルモンといえるでしょう。

それは、**ハッピーホルモン「セロトニン」**。

セロトニンは、幸福感、安心感、満足感などを作り出すホルモンといわれ、人間の心の状態に大きな影響を及ぼします。

セロトニンのいちばん基本的な働きは、交感神経を刺激すること。

交感神経というのは、心臓や肺を動かして心拍数を上げ、体温を維持し、呼吸を整え、酸素や血液を全身に循環させる神経です。朝、目をパッチリ開けて覚醒させ、頭をクリアにし、体内時計をきちんと働かせます。

つまりセロトニンは、生命活動をつかさどる交感神経のスイッチを入れる仕事をしているわけです。

またセロトニンは、歩行や咀嚼《そしゃく》（ものを噛むこと）等のリズミカルな運動機能や、記憶力や学習能力を高める働きをしており、心身共にポジティブであるためにまさに八面六臂《はちめんろっぴ》の働きをしているのです。

いきいき、はつらつ、凛としている女性。彼女たちの美オーラは「セロトニン」が作り出しているのです。

そしてこの「セロトニン」は、夜になると睡眠ホルモン「メラトニン」に変化して、オトナ女性にとってとても大切な「寝落ち快眠美人」を実現するのです。

♥「セロトニン」が美オーラをつくる理由

睡眠ホルモン「メラトニン」の話の前に、もう少しハッピーホルモン「セロトニン」の話をします。

セロトニンが美オーラをつくる理由は、このホルモンが感情をコントロールする働きを持っているからです。たとえば……

自分が一生懸命作ったお料理を、夫がまずそうに食べたとします。そのとき、あなたはどう思うでしょうか？

「せっかく作ったのに、ひどい」と怒りを覚えるかもしれません。そのとき脳内では、怒りのホルモンと呼ばれるノルアドレナリンが分泌されます。

「料理が口に合わないのかしら」と悲しい気持ちになると、プロラクチンというホルモンが分泌されます。不快な感情に耐えるＡＣＨＴ（副髄皮質刺激ホルモン）が分泌されることもあります。

不快な体験はストレスです。このストレスに連動してさまざまなホルモン（ストレスホルモン）が分泌されて必要な働きをしてくれるのですが、時にはストレスホルモンが出すぎて、感情の抑制が効かなくなることもあります。

そんな時、セロトニンがさりげなく現れてストレスホルモンを抑制します。

「まあまあ、そんなにがっかりしなくて大丈夫だよ」と。

あなたは乱れた心が少しずつ落ち着いて、「そうよね。たいしたことないわ。私の味覚が夫より数段センスがいいだけ」とポジティブな希望を持ち始めるわけです。

このようにストレスのせいで発生した怒りのホルモン「ノルアドレナリン」やさまざまなネガティブな感情を引き出す「ストレスホルモン」をなだめ、ポジティブに変えていってくれるのがセロトニンです。

日々生活していれば、誰にでも怒りはあるし、イライラもあります。でも、いつでもスマートで輝いている女性がいることも確かです。

いつもごきげんで楽しそうに生きている、美オーラ全開の女性。そんなオトナ女性の美オーラは「セロトニン」こそがなせるわざ。

幸福は心の奥にあって、美しさはその「にじみ出かた」なのです。

♥睡眠ホルモン「メラトニン」が寝落ち快眠美人をつくる

ストレスから私たちを守り、不安とイライラを抑えてくれる「セロトニン」。

乱れた感情のバランスをとってくれる癒しのホルモンです。

このオトナ女性を演出する「セロトニン」が、発生から16時間後、寝落ち快眠美人を誘引する「メラトニン」に変化します。

「セロトニン」の変化系「メラトニン」。このホルモンは、おおよそ寝る1〜2時間前から分泌され始め、交感神経から副交感神経にスイッチを切り替えてくれます。そして脈拍や体温、血圧が下がり、私たちの眠る体制が整うのです。

私たちが眠ってからもメラトニンは分泌され続け、同時に、前述の成長ホルモンも分泌されます。

メラトニンは強力な抗酸化作用を持っているので、夜間は、酸化し傷ついた細胞を修復し、新陳代謝を高めると考えられています。免疫力を高めて病気を予防し、疲労を回復し、老化防止にも一役買っています。

もしメラトニンがうまく分泌されないと、いつまでたっても眠くならず、眠れません。眠れなければ成長ホルモンも分泌されず、傷んだお肌の細胞も再生できません。お肌のツヤは失われ、元気はなくなり、シワとシミと皮下脂肪だけが増えていきます。

メラトニンをたっぷり分泌するには、大切な条件があります。それは、寝る1～2時間前から、照明を落として部屋を暗くすること。明るい光を浴びているとメラトニンはあまり分泌されません。メラトニンは本来、体内時計を司るホルモンなので、明るい光を浴びていると日中だと錯覚し、分泌されなくなってしまうのです。

私が「入浴後、なるべく暗くして、明かりを浴びないように」とアドバイスするのは、メラトニンをたっぷり分泌させるためなのです。

メラトニンはセロトニンが変化したものです。まずはセロトニンがたっぷり分泌されていることが、快眠美人には大切なのです。

では、セロトニンをたっぷり分泌させるには?

それは、必須アミノ酸である「トリプトファン」をしっかり体に取り込むこと。快眠美人の実践には、「トリプトファン↓セロトニン↓メラトニン」という流れをつくることがとても重要なのです。

♥セロトニンの原材料となるトリプトファンは、必須アミノ酸

セロトニンの原材料であるトリプトファンは、必須アミノ酸の一種。アミノ酸にはたくさんの種類がありますが、トリプトファンは私たちの体内で合成できないので、必ず摂取しなければならないものです。

トリプトファンは、いろいろな食べ物に含まれています。たんぱく質の原料だけあって、肉や魚、大豆や乳製品には豊富に含まれています。

トリプトファンがセロトニンになるためには、ビタミンＢ６や炭水化物も必要です。ビタミンＢ６等が補酵素（化学反応を行う酵素を助ける物質）となって、トリプトファンからセロトニンが合成されます。

ですので、セロトニン合成に必要なものを食事で摂取するには、バランスの良い食事を１日３食、しっかり摂らなければなりません。

ちなみにビタミンＢ６が豊富な食べ物としては、にんにく、まぐろ、酒かす、牛

レバー……カロリーオーバーが心配です。

ですから、セロトニンの分泌を促すため、トリプトファンとビタミンB６を効率よく摂取するには、サプリメントを上手に使うことをお勧めします。

♥トリプトファンの摂取には、サプリメントを効率よく使う

セロトニンの原材料といえるトリプトファン。９つある必須アミノ酸の１つであるトリプトファンは、私達の体内でセロトニンに変化します。ただしその多くは腸と血液に存在し、それぞれの働きをしています。

トリプトファンのすごいところは、この成分が「血液脳関門《けつえきのうかんもん》」という脳の関所のような部分を通過できる点にあります。

脳は私たち人間の「人間らしさ」の根幹であり、生命活動の源、全身の司令塔

ですから、少しでも危険なものは通れないように、厳重なバリアに守られていま す。血液脳関門がそのバリア機構であり、栄養分であろうと医薬品であろうと、簡単には通してくれません。ここで拒否される物質は数限りなくあります。

しかし、トリプトファンは必須アミノ酸としてバリアを通過でき、脳に届けられ、脳の中枢神経系でセロトニンになります。この時、前述の通り、ビタミンB6が補酵素として必要になるので、これらの栄養素も必要になるわけです。

女性は男性に比べてセロトニン分泌量が少なく、その量は男性の52%しかありません。そのため、女性はうつにもなりやすいのです。だから加齢にまかせて漫然とすごしていると落ち込みやすく、ネガティブになって、どんどん老けていってしまうのです。

女性が元気で美しくポジティブであるためには、セロトニンをたっぷり分泌しなくてはなりません。そのためには、充分なトリプトファンを脳に届けたい。だからトリプトファンと補酵素成分をたっぷり含んだサプリメントが強い味方になるのです。

在米日本人女性医学博士が開発したセロトニンのためのサプリメント

私が使用している、トリプトファンを主成分とするサプリメントは、アメリカ在住の日本人女性、ヒサヨ・グレイス・オースチン博士が開発したものです。彼女は長く抗加齢医学やアルツハイマー病の研究に携わってきましたが、その中でセロトニンやトリプトファンという物質に着目し、このサプリメントを開発しました。

アメリカはサプリ大国。普通の医学治療が目玉が飛び出るほど高いことや、日本のような国民皆保険制度がないため、サプリメントがとても充実しています。盲腸の手術で500万円、骨折の治療で10万円、救急車の利用で13万円、初診料だけで2万円、これでは気軽に病院にかかれません。そうした社会事情から、ドクター・グレイスもよりよいサプリメントの重要性を感じてきたようです。

一方日本では、保険適用によって誰もが気軽に治療が受けられます。その反面、対症療法的にどんどん薬が処方されます。眠れないなら導眠剤、気分が落ち込んだら精神安定剤、更年期ならホルモン補充療法、といった具合。でも大量の医薬品は、私たち女性みんなが望んでいることではないはずです。

私と同年代の女性たちは、そんなたくさんの強力な薬に頼らなくても、よく眠れて気分もよくなり、体も軽く、自然に笑顔が出てくるようなアタマとカラダになりたいのです。

ヒサヨ・グレイス・オースチン博士は、女性として、また日本人として、そんな日本女性の気持ちをよく理解しています。そこで、アメリカで開発したサプリメントを、母国日本の女性にも提供しようと考え、日本女性にも飲みやすい、小さなカプセルタイプのサプリメントを開発したのです。

ちなみにヒサヨ・グレイス・オースチン博士は、日本で薬学を学んだのち、ライナス・ポーリング研究所にフェロー研究員として渡米し、アメリカで医学博士号を取得。医学研究、サプリメント開発に取り組んでいらっしゃいます。彼女が日本人女性向けに作ったサプリメントは、1日たった2粒で十分なトリプトファンと補酵素のビタミンB6を摂取することができます。さらに、一時は1グラム

3000万円とも言われたプロテオグリカンも含有しているので、EGF（上皮細胞増殖因子）様作用によってお肌もプリプリです。

このサプリメントをモニターの3名に1か月飲んで、バスマッサージを続けてもらって、感想を聞いてみました。第4章にビフォア・アフターが掲載されているので、ぜひ参考にしてみてください。

モニターの方々は、みんな私と同年代（60歳前後）。本来は明るくポジティブな美女ばかりなのですが、年齢的にセロトニン不足は否めません。一様に「眠れない」ことを悩みに挙げていました。

それがバスマッサージとこのサプリメント（脳サプリ）で1か月後、どう変わったか。心身の変化にご注目ください。

第4章

お風呂エクササイズ＆脳サプリ　実践女子会

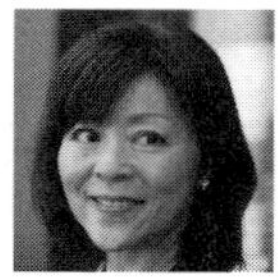

稲木千明（いなき・ちあき）
1957年8月22日生まれ。獅子座・血液型B型
この本の著者。ジェロントロジスト、アクティブ・エイジング・スペシャリスト。「15才若く魅せるセミナー」を全国で開催。

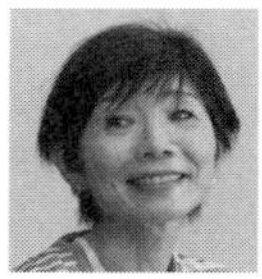

坂本光里（さかもと・みさと）
1958年2月9日生まれ。水瓶座・血液型A型
オールアバウト初代ペットガイドライター、ペットジャーナリスト。夫の故・坂本徹也氏と共に、動物の飼い方、動物と人間との共生について長く活動してきた。趣味：和太鼓・ヨガ。

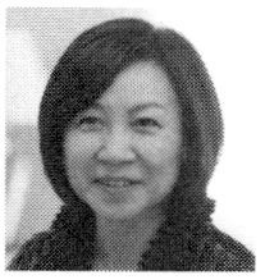

南野さくら（みなみの・さくら）
1962年2月22日生まれ。魚座・血液型O型
会社員（IT関係）。シニア向けイベント企画さくら会の副理事長。

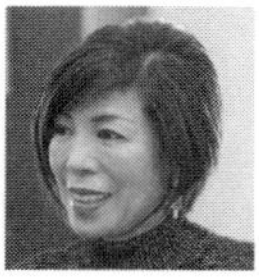

四之宮マリ子（しのみや・まりこ）
1960年9月3日生まれ。乙女座・血液型O型
主婦、ヨガ・インストラクター。趣味：津軽三味線

Before
実践女子会

ビフォア　健康と美容の曲がり角　この年代の悩みとは

50代のお肌、最大のテーマはリフトアップ！

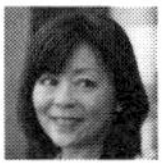

稲木　今、50代、60代、それ以上の方でもみんなお若いし、元気です。でも若い頃と同じ美容法、健康法では若さや美しさを維持するのは難しい。またやり方によって、効果が出る場合と逆効果な場合があります。アンチエイジングの本も山のように出ていますが、残念ながら本当に役に立つもの、結果が出るものがほとんどありません。

そこで私は、これまで取り組んできた美容法やエクササイズのノウハウで、誰でも若く美しくなる方法、結果が出る方法を提案したいと思っています。

今回、この年代の女性3人に、私の考える美容法、健康法を1か月にわたって実践していただくことになりました。みなさん私と同年代の方ばかり。健康に関しても美容に関しても、それなりに悩みがある年代ですよね。

本日はその方たちに、それぞれの悩みや美容法、健康法についてお話をうかがいます。どうぞ遠慮なく、そして正直に（笑）、今感じていることを話していただきたいと思います。

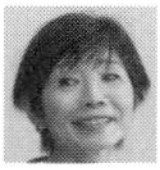

坂本　正直に言います。この年（59歳）になると、お肌は若い頃とは全然違う。いくらいい化粧品を使ってもしょうがない。「きれいな肌」とか「色つや」とかの問題じゃない。願いは1つ、どうしたら若くなれるか、1歳でも若返るにはどうしたらいいか、それだけですよね（笑）。

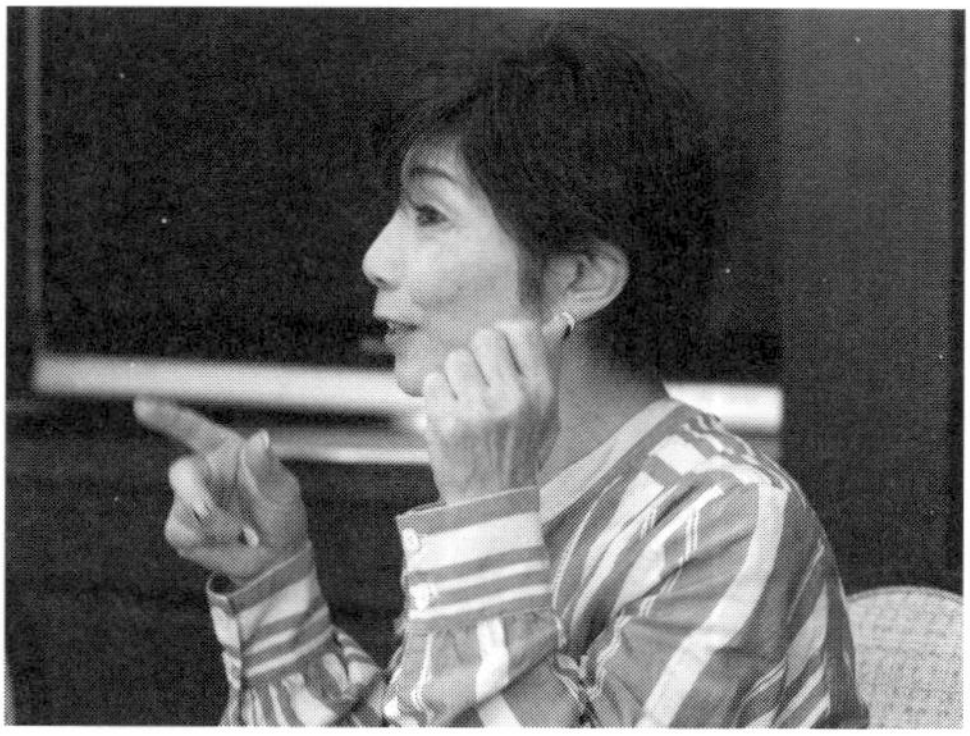

坂本さん「最近は寝入っても1時間ぐらいでパッと目が覚めてしまう」

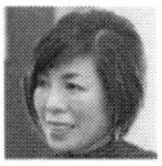

四ノ宮　私もいろいろ挑戦しています。効果があるといえばエステ。一回やるとクスミがとれてお化粧のノリも違う。小じわも目立たなくなる。でも、続けられないですよね。お金もかかるし。やっぱり自分で自分をケアする習慣、それも従来のアンチエイジングじゃない、もっとはっきりした効果があって、自分で続けられる方法があればと思います。

ヨガのやりすぎはケガのもと
お風呂で10分でできる「稲木式お風呂エクササイズ」

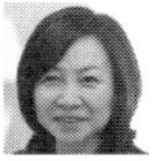

南野　一応体には気をつけています。一時流行ったダンベルダイエット、私もやっていました。最初は５００ＣＣのペットボトル。でもこれは小さすぎて物足りなかったので、ダンベルを買って本格的にやっていたら、やりすぎて腕を痛めてしまって、失敗でした。

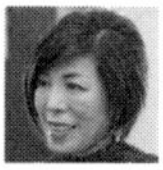

四ノ宮　私はヨガですね。ヨガの学校に通って3年かかって資格を取りました。シニアヨガを教えていたんですが、教えるよりはやるほうが好き。でもそれで体を傷めちゃったんです。ヨガのポーズの途中で、股関節がピキってなった。そのまま続けていたら、翌日歩けないくらい痛くなって。整形外科に行ったら「何をそんなにがんばる必要があるんだ」とあきれられました。

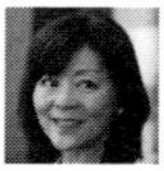

稲木　お気に入りのエクササイズや運動があるのはすごくいいことですが、やりすぎはケガのもと。実は私も加圧トレーニングのやりすぎで肩を傷めたことがあります。

若い頃はちょっとムリしても、それこそケガをしても、回復が早いからどうってことはなかったでしょう。でもこの年代でケガをすると、治るのに若い頃の何倍も時間がかかります。自分でやりたいことをどんどんみつけてチャレンジするのは素晴らしい。でもケガするほどはやらないでくださいね。

私は、誰でも今日から無理なく続けられるエクササイズを提案します。私が考案したので、**「稲木式お風呂エクササイズ」**。これをみなさんに1か月やっていただ

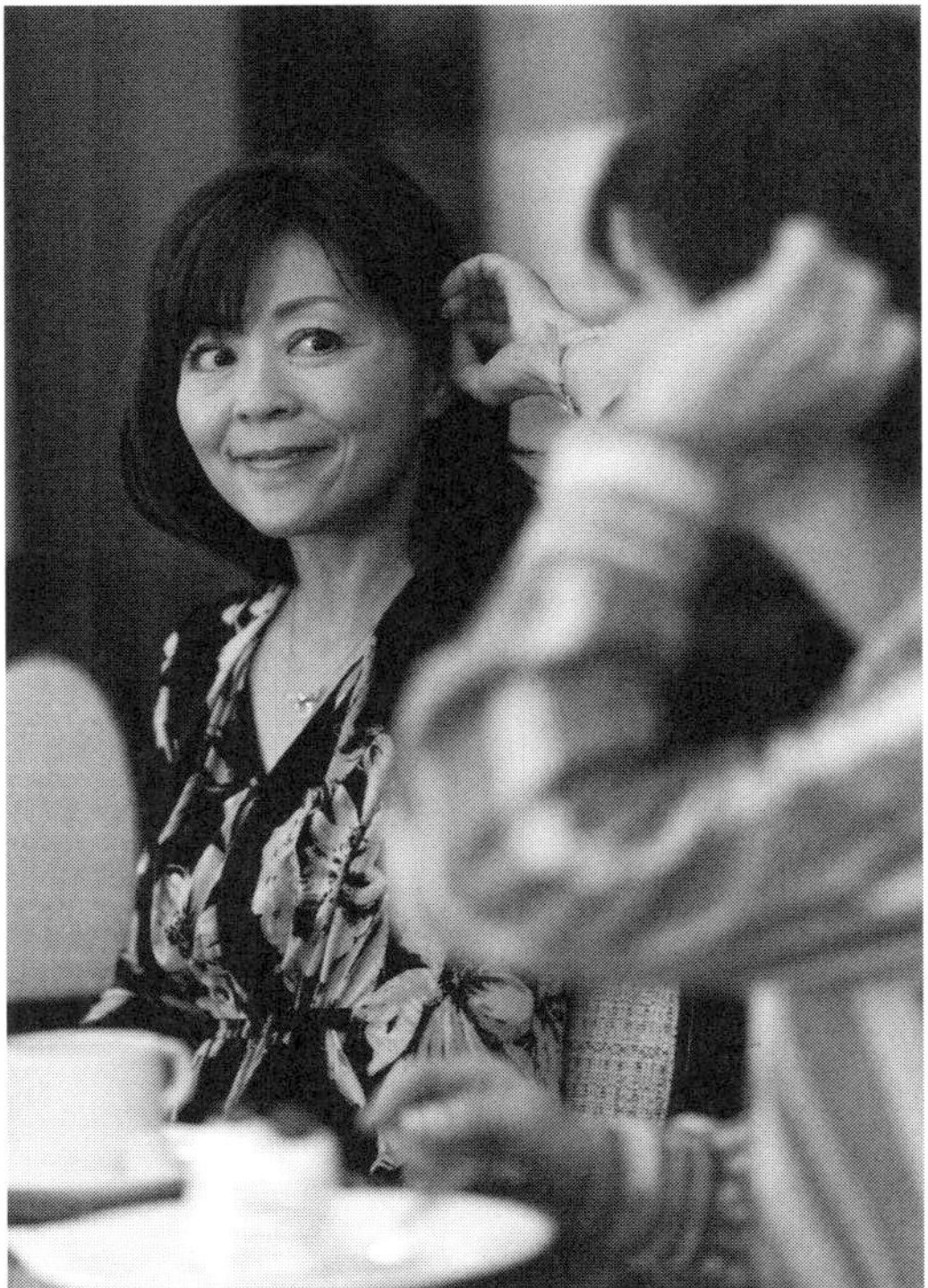

稲木「お風呂につかりながらやると、とてもリラックスできます」

きたいと思います。

私たちくらいの女性が、もっと言えば主婦が、ゆっくりひとりになれるのはお風呂くらい。それを利用して、お風呂につかりながらエクササイズしていただきたいの。所要時間は10分くらいだと思います。そうして1日の疲れもストレスも全部流してもらう。簡単だと思うので、みなさんがんばってくださいね。

眠れない悩みはみんな同じ
ぐっすり眠るためのお風呂プラス「脳サプリ」

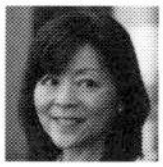

稲木　みなさん、夜ぐっすり眠れていますか。私たちくらいの年齢になると、眠れないという悩み、多いようですが。

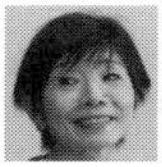

坂本　一種の不眠だと思います。私は以前は本当に寝つきがよかった。それなのに最近は、寝入っても1時間くらいでパッと目が覚める。それが一

晩中続くことがあります。まったく眠った気がしないですね。

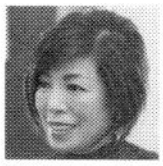

四ノ宮　私も寝つきはいいんですが、朝4時くらいに目が覚めて、それから眠れなくなる。だから十分な時間は眠れていない気がする。

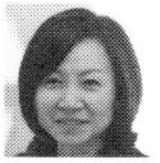

南野　早く寝なくちゃ、と思うんですが、家事や何やら、やらなくちゃいけないことも多いし。そうすると「寝なくちゃ」ということがストレスになって、ますます眠れなくなってしまう。

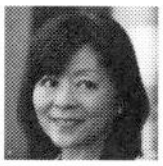

稲木　私も極端に早く目が覚めて困る時期がありましたよ。全員、「眠れない」悩みがあるということですね。

私はお風呂と睡眠をセットで考えています。お風呂から上がったら、できるだけ早く寝てほしい。もちろん髪を乾かしたり、お肌ケアとかはするんだけど、お風呂の後のちょっとしただるさが残っているうちにベッドに入ってほしいんです。寝るときは、お部屋を真っ暗にしてスマホやパソコンは触らないこと。

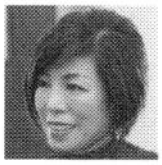

四ノ宮　テレビもだめ？

私、お風呂でテレビを観るんだけど。

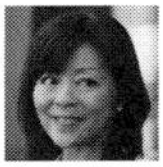

稲木　「お風呂でテレビ」は絶対と言っていいぐらいよくない。今日からやめてください。眠れない原因の1つはブルーライトなんですね。明るい光を浴びると脳が覚醒してしまうから。

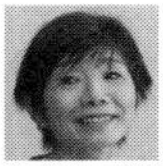

坂本　お肌にとって睡眠はいちばん大事よね。よく眠れていないと、お化粧ものらないし。眠れないと何にいちばん悪いかと言うと、お肌に悪い。

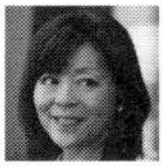

稲木　睡眠中に脳内でメラトニンと成長ホルモンが出る。これが細胞の新陳代謝を促すからお肌にもすごく大事です。眠れない＝肌の老化です。

そこで私が選んだのがセロトニンとメラトニンを作るトリプトファンのサプリメント「脳サプリ」。残念ながらトリプトファンは歳を重ねると体内での生成が減ってしまう。だからサプリで補うの。これは朝に2粒飲むだけです。メラトニンはセロトニンが変化したものだから、セロトニンを作るトリプトファンのサプリ。これ、とてもいいです。

それではこれから1か月間、お風呂エクササイズと脳サプリ、がんばって続けてくださいね。結果が楽しみです。

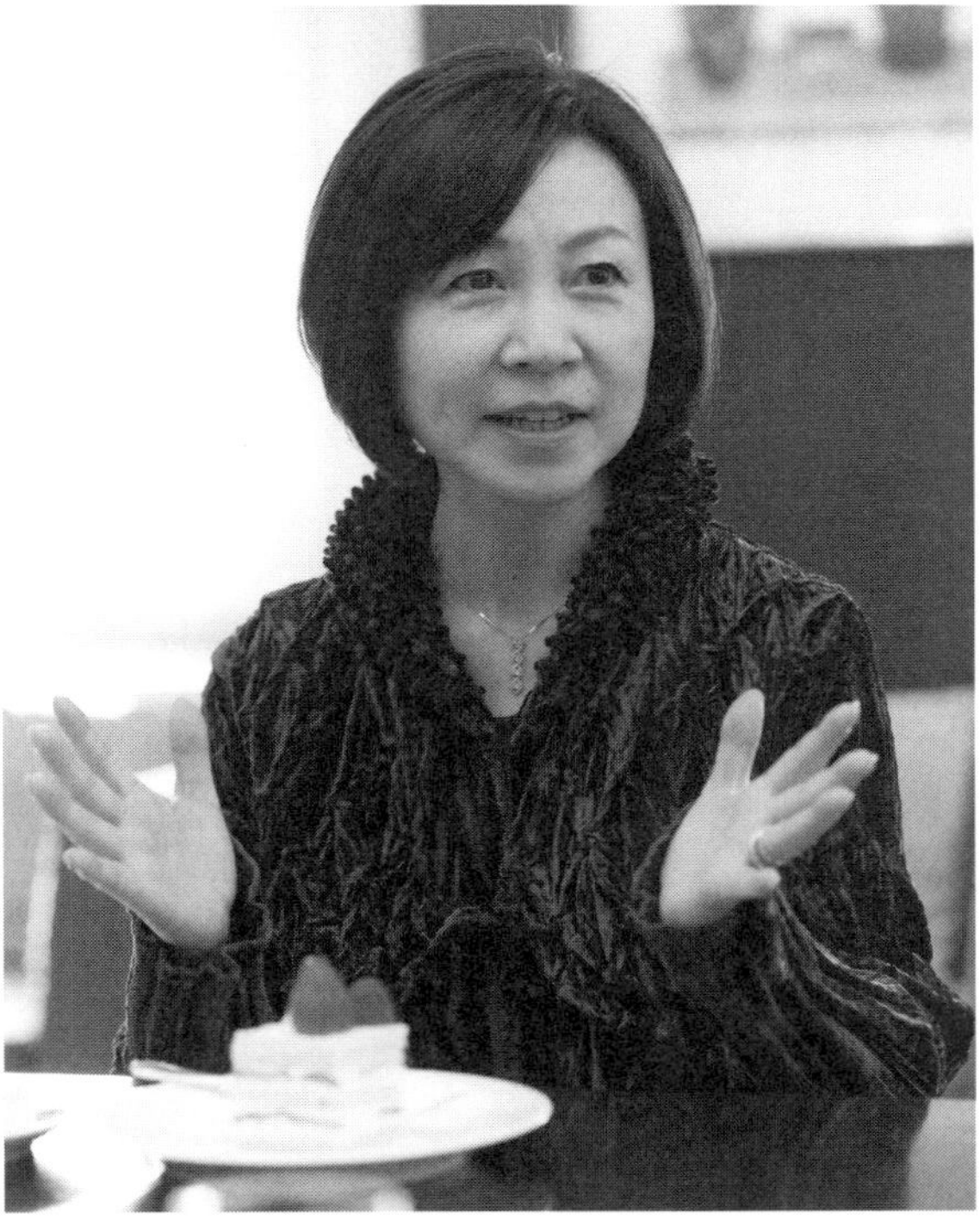

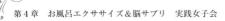

南野さん「寝なくちゃ、ということがストレスになってますます眠れなくなってしまう」

After

実践女子会

アフター　ぐっすり眠れば老化は止まる!?

「お風呂エクササイズ」＋「脳サプリ」でお肌がふわっともちっと若返った！

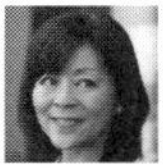

稲木　さてみなさん、1か月間、「お風呂エクササイズ」をやっていただいて、トリプトファンの「脳サプリ」も飲んでいただきましたが、いかがでしたか。

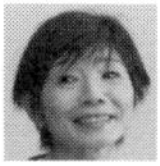

坂本　（満面の笑みで）今回のお風呂エクササイズや脳サプリを始める前まで、肩から腕にかけてずっと痛みがあって、整形外科でも鍼《はり》でもよくならなかったんです。ヘルニアだったんですよ。でも今は全然平気。

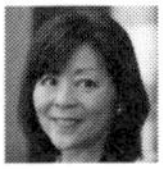

稲木　整形外科や鍼は効果を実感できないことって確かにありますよね。坂本さんは、この1か月間続けてきたなかで何がよかったと思いますか？

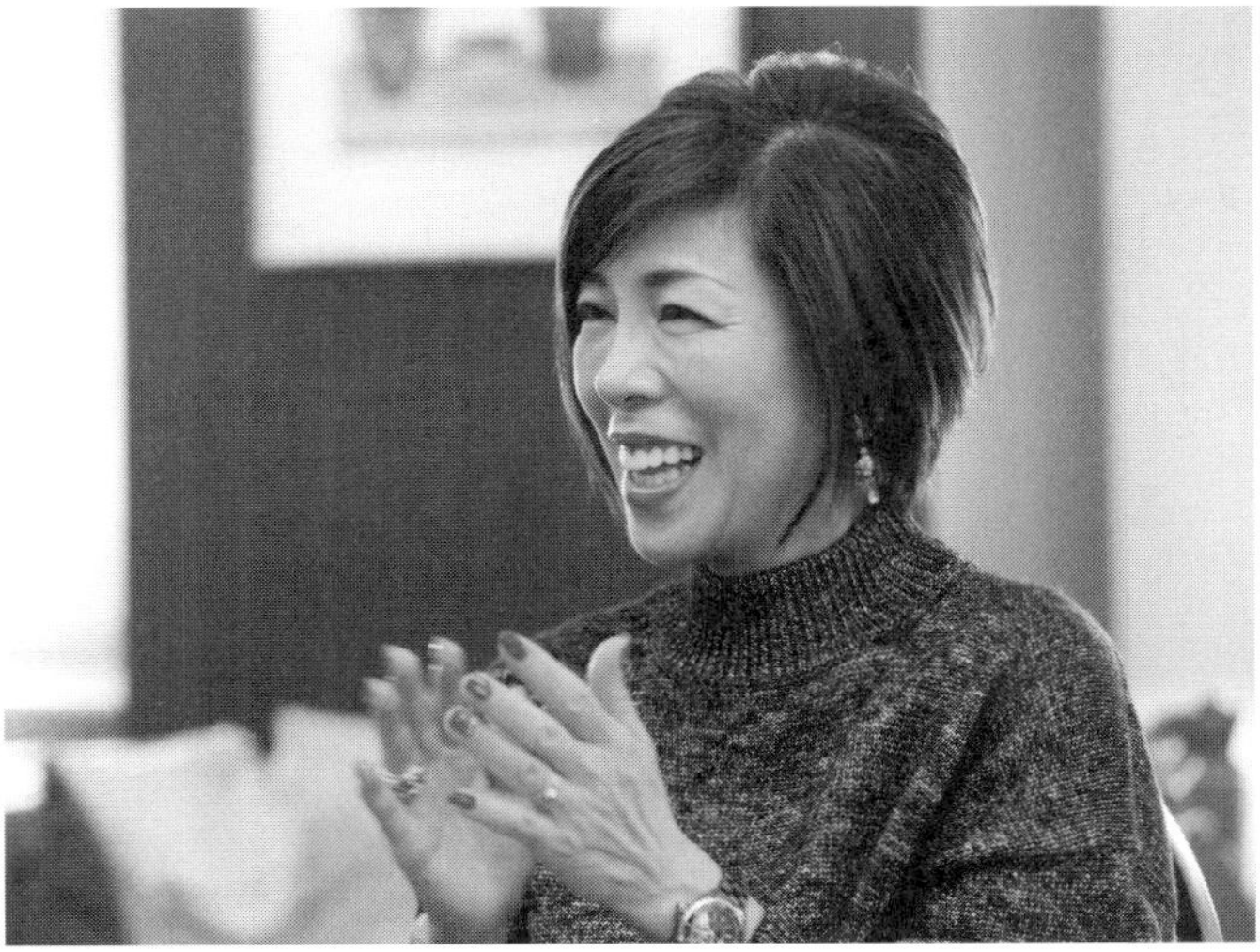

四ノ宮「(お風呂エクササイズと脳サプリを1か月続けて) 私もよく眠れています」

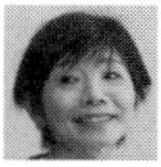
坂本　私が思うに「お風呂エクササイズ」が効いたんじゃないかと。顔や首筋、鎖骨、耳あたりを手や指でマッサージするでしょう。何となくお風呂以外でもよく触っていたんです。そのうち痛みやシビレがなくなってきて、気がついたら治ったと言っていい感じになったんです。そういえば最近、鍼にも行ってないなって気づきました。

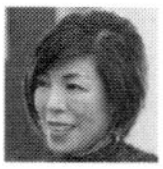
四ノ宮　私もよく眠れています。前の1時間おきの覚醒はひどかった。寝た気がしなかった。今は朝まであまり目が覚めません。

たまに朝4時ごろ、ぱっと目が覚めることがあるんですが、それからまた眠れるんですよ。これはびっくり！

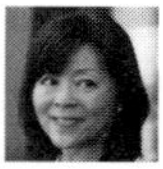
稲木　よく眠るというのはお肌にとっても一番大事。眠らない人ってシワが多い。これ、活性酸素の影響だと思います。活性酸素は、呼吸をたくさんする活動時にたくさん発生するものだから。眠っているあいだは活性酸素の発生も減るし、お肌の新陳代謝も進んで新しい細胞が再生される。脳サプリの「トリプトファン⬇セロトニン⬇メラトニン」の効果ですよ。

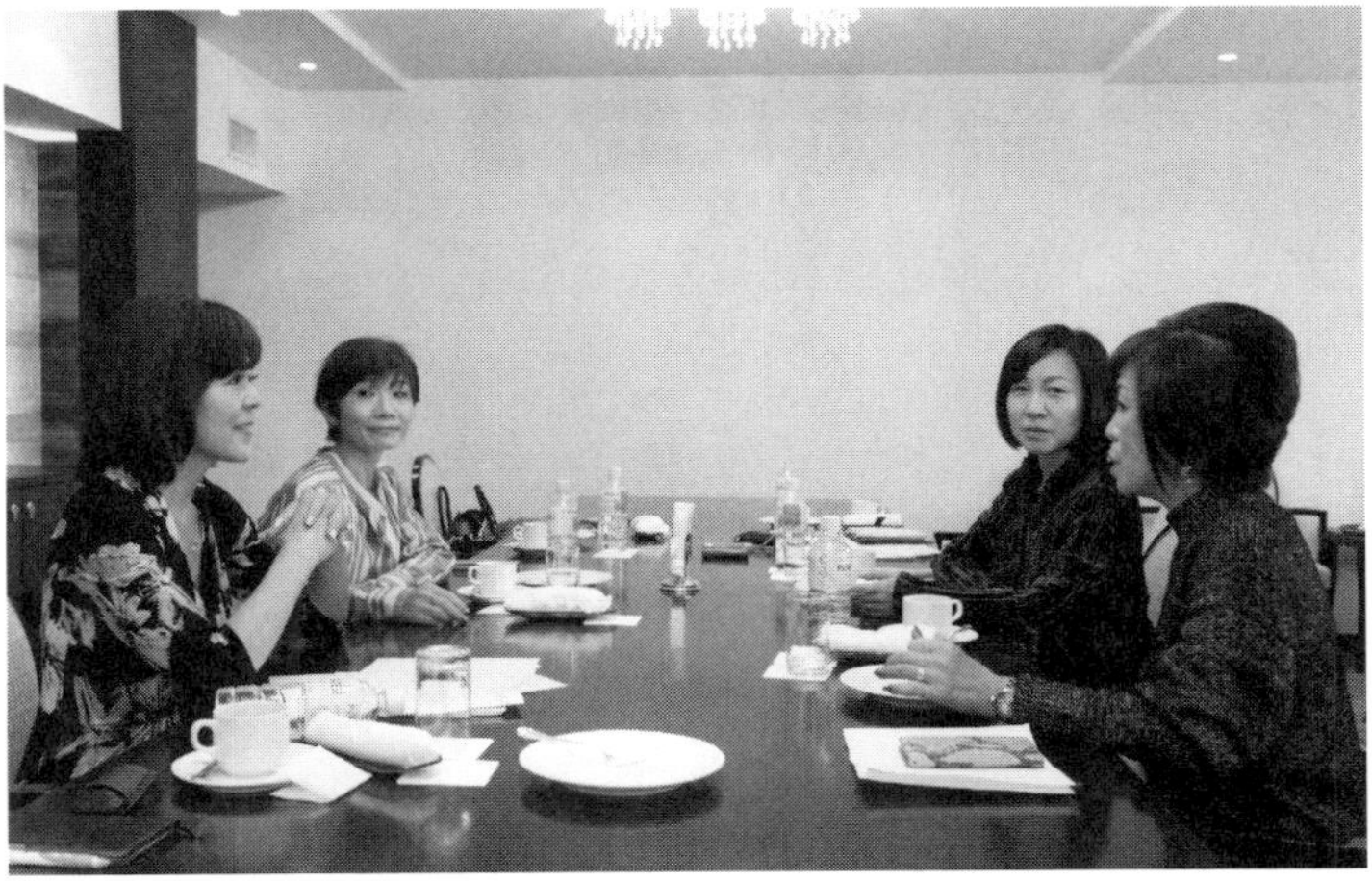

稲木「眠っているあいだは活性酸素の発生も減るし、お肌の新陳代謝も進んで新しい細胞が再生される。脳サプリの『トリプトファン➡セロトニン➡メラトニン』の効果です」

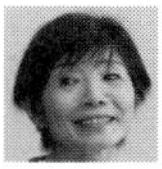

坂本　確かに、この脳サプリを朝に2粒ずつ飲んで、すでに1か月が過ぎましたが、私の体にセロトニンが多くなったのか、昼間はとてもイキイキといろんなことができて、その分、夜はぐっすり眠れるようになりましたね。朝起きたとき、頬のハリツヤや目の周りがとてもいいんですよ。眠れないのっていかに美容にマイナスかってことですね。眠っている間に体は再生しているんだと思います。それができなくなるから老化するんですね。

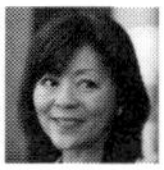

稲木　そのとおり。眠っているあいだに細胞の一つひとつが修復されるので、眠れば若返るんです。自分に合っているかどうかわからない美容液をせっせと塗りたくるより、眠るほうが簡単で、しかも効果的なんです。

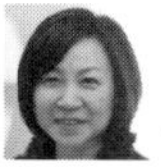

南野　確かメラトニンは入眠を促すホルモンですよね。
　でも私「お風呂エクササイズ」は毎日はできませんでした。遅く帰ったときとかはエクササイズは、はしょってやってましたね。

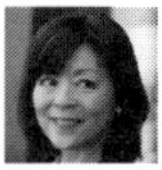

稲木　無理せずに、気持ちのいいようにやってください。エクササイズが義務になったらストレスになるでしょう。それじゃマイナスですから。で

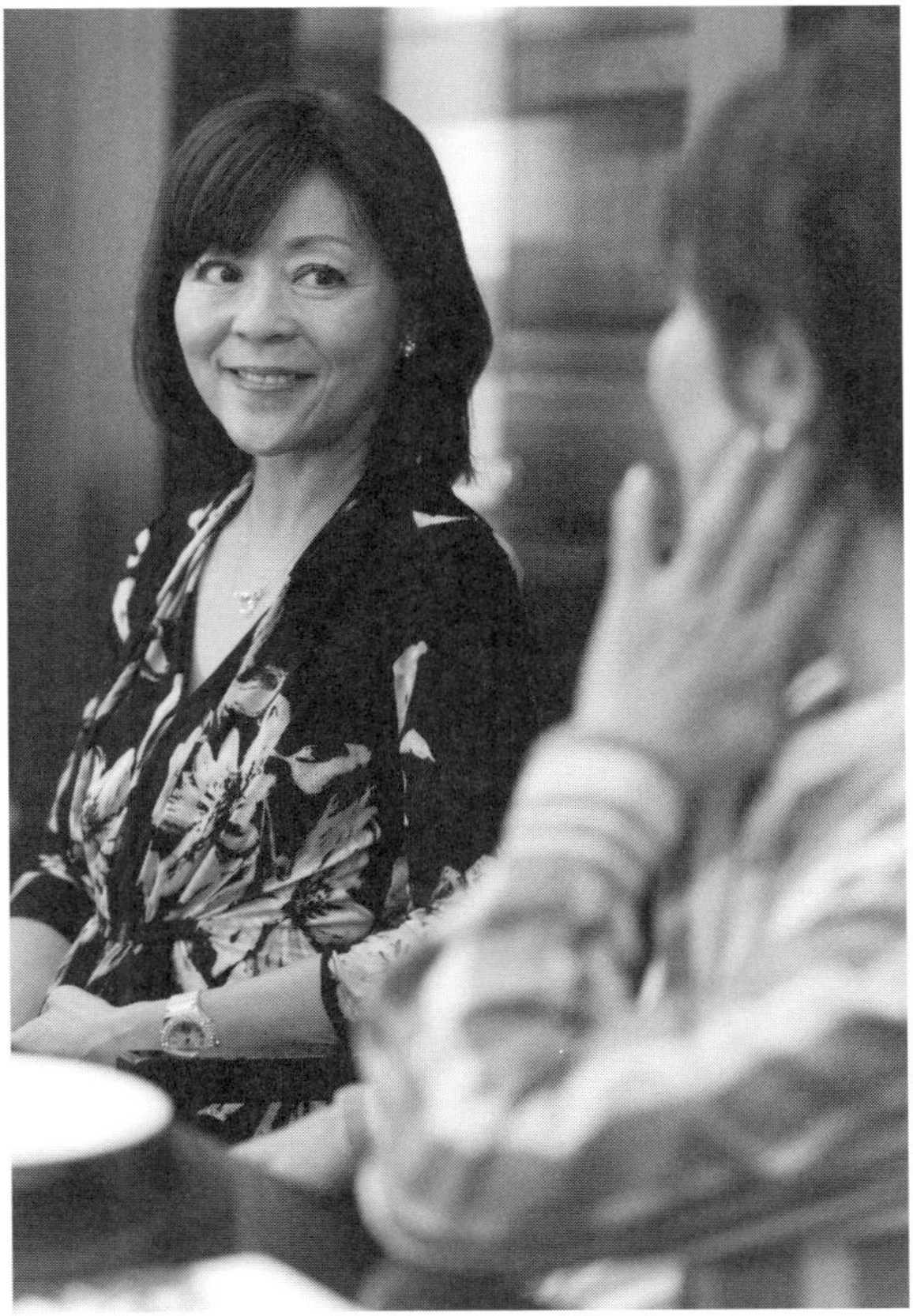

稲木「今、マインドフルネスがさかんに言われるようになりましたが、その心地よい瞑想状態は『お風呂エクササイズ』で簡単にできます」

きない日はやらなくていいんです。

お風呂は1日の「断捨離」いやなことは洗い流してスッキリ

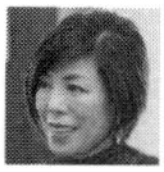

四ノ宮　お風呂って余計なことばっかり考えちゃう。ネガティブなことも思い出して、こんなこと考えてちゃいけない、と思うとますます考えちゃう。でも「お風呂エクササイズ」やってると、次はこれ、次はこれって気を取られて10分たってしまう。頭の中がスッキリします。

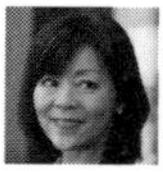

稲木　それもお風呂でエクササイズをやることのメリットなんです。邪念をなくすというか、余計なことを考えずにすむ。お風呂って、その日のミスや嫌なことを思い出してしまう場所でもありますよね。それをひきずって寝るから眠れない。

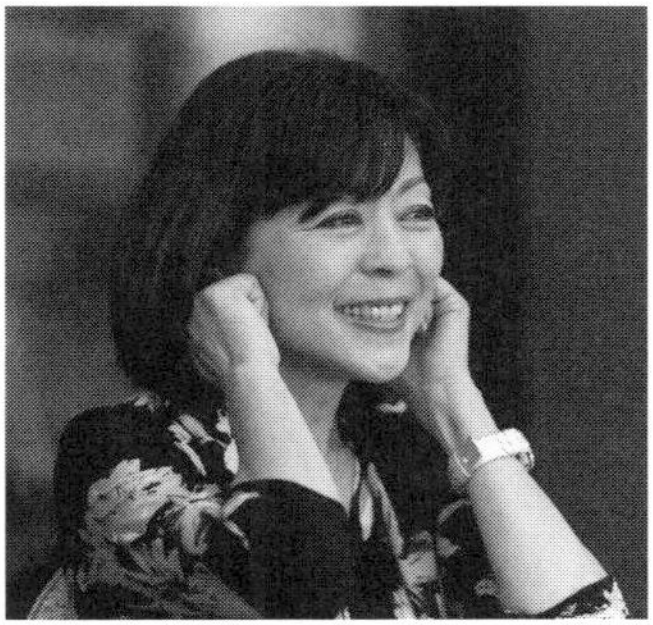
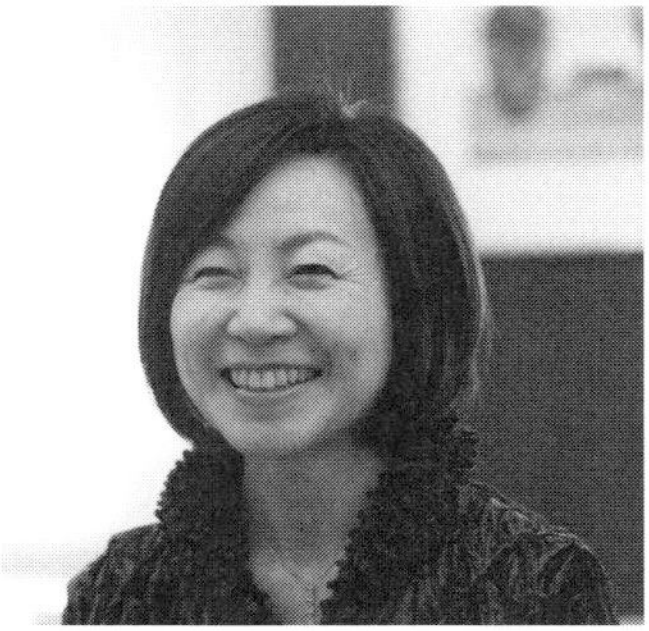
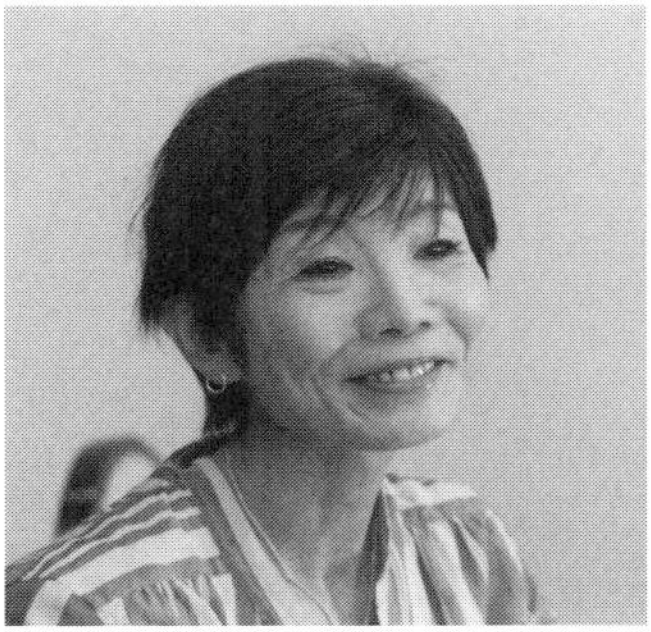
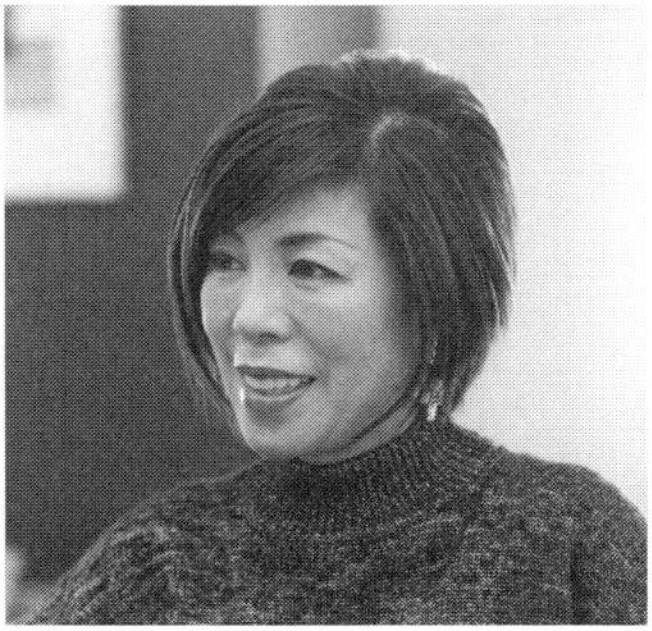

でもお風呂でエクササイズをやることが決まっていると、そっちに気を取られるでしょ。その後寝てしまえば、何もひきずらないで眠れる。お風呂タイムを1日の「脳と心の断捨離タイム」にしてしまうんです。

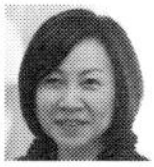

南野　そうそう。「お風呂エクササイズ」で余計なことは流してしまえる。精神面ですっきりして、よく眠れました。

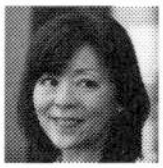

稲木　ちょっとつけ加えると、エクササイズは呼吸が大事です。ゆっくり吸って首を伸ばす。ゆっくり吸って足を伸ばす。その後いったん静止してキープ。これが一番効果が出ます。今、マインドフルネスがさかんに言われるようになりましたが、その心地よい瞑想状態は「お風呂エクササイズ」で簡単にできます。

自分の顔、体を意識すると老化が止まる！

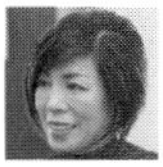

四ノ宮　自分の顔を意識するのっていいですね。余計なことを考えなくていいし。体もそうだと思う。意識しているのとしないのでは、全然違うと思います。

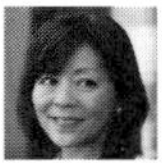

稲木　その意識が切れたとたんに、顔の肉が下がり始めます。老化が始まります。男性も気をつけてほしい。男性は中高年になると、だんだん顔が四角く大きくなるでしょう。何もせず放置しているから、ああなるんです。

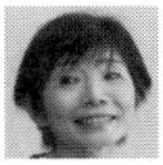

坂本　たまたま昨日同窓会だったんですけど、年を重ねるとだんだん差がついてくる。若々しい人と、あらら、っていう人と。男性は特に頭髪の変化が目立つから、女性より差がつくと思う。

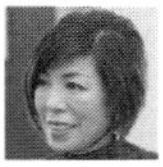

四ノ宮　40歳くらいまではみんなそんなに変わらない。それ以降、大きく変わりますよね。女性でも、外見に気を使わない人ってどんどん老ける。

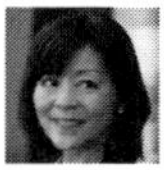

稲木　俳優や芸能人は見られてるから違いますね。男性でも顔のケアはするし。一般の男性ももう少し自分の外見に気を使ってほしいものです。
女性も、もう年だから、とか言ってないで、自分の顔と体をしっかりメンテナンスすると、心身共に変わってきます。自分の顔や体を意識すれば老化は止められる。
長い人生、健康で美しくすごしたほうがずっと豊かで楽しいですよ。
「お風呂エクササイズ」とトリプトファンの「脳サプリ」、1か月間でしたが、みなさん、よい結果が出てよかったです。よろしければこれからも続けてくださいね。半年後、1年後も続けていたら5歳、10歳くらい若返るんじゃないかしら。

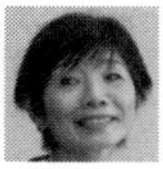

坂本　ほんと、よく眠れるとこんなに気分がよくなって若返った気がする。ありがとうございました。がんばります!

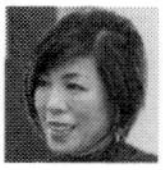

四ノ宮　よく眠って、よく眠って。
もっとさらに若くなります。

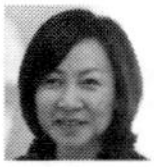

南野　そうよね、眠るだけで若くなれるなんて、こんないいことないわよね。

♥ 対談を終えて、ひとこと

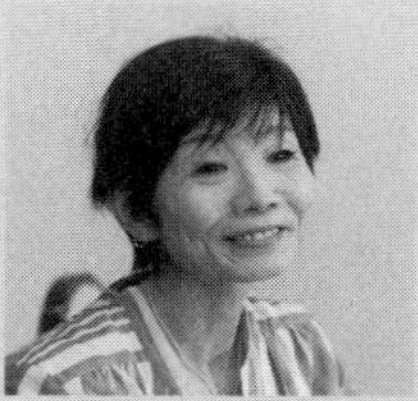

坂本さん
「１か月続けただけで、昼間はイキイキと活動できて、その分、夜はぐっすり眠れるようになったんです。私の体にセロトニンが増えたってことでしょうか。他の人にも教えてあげたいですね」

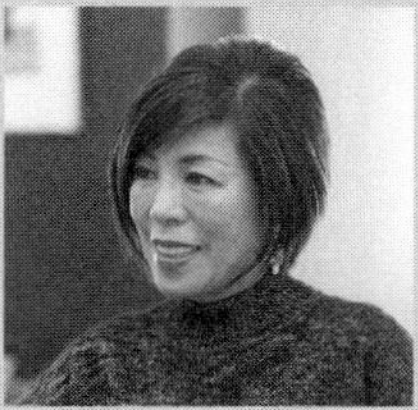

四ノ宮さん
「２回にわたってとても賑やかで楽しい女子会？でした（笑）。お風呂に入ると、その日一日の余計なことばっかり考えてしまってたんですが、エクササイズをやってると自分の顔と体に集中できて、からっぽになれるのがいいですね」

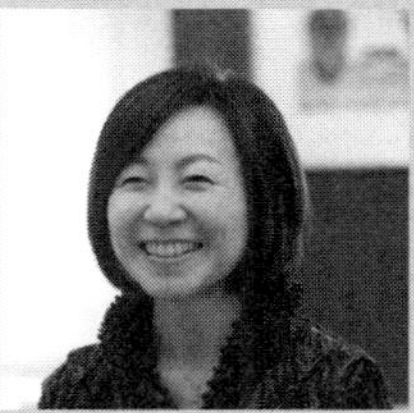

南野さん
「普段の仕事が座りっぱなしでパソコンという感じなので、夜になっても頭が休まなかったりしてたのですが、お風呂エクササイズをやると頭と心の中がスッキリするんですよね。無理なく続けてみます」

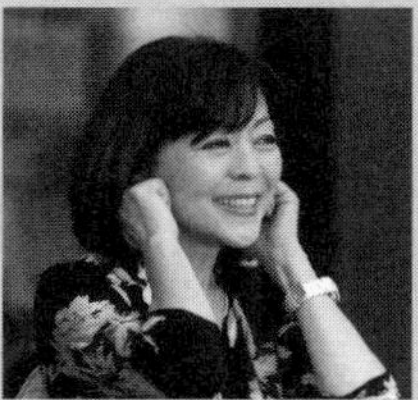

稲木
「60 歳前後の同世代４人。お話を聞いていると、65 歳になったって、みなさん充分キレイでいられるでしょう。ぐっすり眠ってキレイになって、ぜひ紳士たちを魅了してほしいです（笑）」

おわりに

♥いくつになっても若々しく

老化というものは誰にも平等にやってくるものです。でも、いつまでも若い人、そうでない人との差はどこで生まれるのでしょうか?

長年、美容家として仕事をしてきた私ですが、自分の周りのキラキラ輝いている年上の友人に会うたびに、感じることがありました。今の自分の状態を明確に受け入れている人、つまり歳を重ねた自分の今をすべて受け入れて、それに対して前向きに楽しんで対応していこうと努力をしている人。そんな女性は本当にキラキラしていて若い。しかしそれとは逆に、年齢を感じてしまう人とは、どんな人でしょう。

歳をとった自分の姿に必死で抵抗している人。または、いつまでも自分が若いと思いこんで、現実をきちんと受け入れる努力をしない人。

この両者の意識の違いが、若くいられるかどうかの違いとなるのではないでしょうか。

山野学苑・山野正義総長の言葉で、「生きるほどに美しく」という言葉があります。私の大好きなこの言葉には「与えられた人生を、自分らしくクリエイティブに、何歳になっても楽しんでいくことが、最高に美しい自分になれる」という山野総長の思いが込められていると思います。

歳をとって、失われた若さを嘆くのではなく、年齢を重ねて得られたものに感謝し、今を楽しんでいくということがアクティブエイジングなのです。そのキーワードは「美」「健康」「長寿」。どこに自分の意識を置くかで、人生はもっとハッピーになれるのです。

「楽しかった！　ありがとう！」のプラスの言葉の積み重ねで、人は最高に幸せになれるのだと思います。

私は全国で「15歳若く魅せるセミナー」を展開しています。この本でご紹介したのは、そのほんの一部ですが、セミナーでは、参加者の皆さんが来たときと、帰るときのお顔が別人になるくらいの効果が見られ、私も本当に嬉しい限りです。15歳若くみせる秘訣、それは本当にシンプル。

・いつも笑顔で毎日を楽しむこと
・明確な目標を持って、それに向けてチャレンジし続けること
・15歳若返ると強気で決めること
・本来、自分が持っている長所を最大限に活用すること

そして「自分を宝物のように大切にして生きる」というエッセンスを添えて。

最後に私自身のことをお話しさせていただきます。

若い頃から好奇心旺盛で、体力だけは自信があり、多少無理しても平気な私でした。そんな自分の身体を過信し、歳を重ねてからも仕事や人付き合いに追われて、まったく時間に余裕がない日々。身体が悲声をあげたような毎日でした。いつも何かを考えていて、脳も心も休む暇もありませんでした。いくら考えたところで何も変わるわけではないのですけど……。当然、睡眠時間は少なく浅い眠り、質の悪い睡眠が続き、疲れも取れない状況が続いていました。

そんなある日、私は凄まじい腹痛に襲われ、身動きひとつ取れなくなり、人生初の救急車に乗せられて病院に運ばれました。医者から告げられたのは「乳がんステージ4　肺、肝臓に転移」。このまま何もしないでいたら余命6か月ということでした。そして手術もすぐにはできない状況とのこと。一気に崖に突き落とされた感覚でした。

こんな現状を目のあたりにして私が思ったこと。それは、命の期限を告げられた絶望感ではなく、「どうしたら元の身体に戻れるのだろう。私は絶対に元気な細胞に戻る」ということでした。腹をくくってそう決めたのです。

入院したその晩、走馬灯まで見た私なのに、死という不安はまったくなく、根拠のない自信だけあり、やっと本来の自分自身を取り戻した感じがしました。それから私は自分の身体の声にきちんと耳を傾けていきました。

今まで私は自分の足らないところばかりに目を向けて、それを埋めるのに必死だったので、知らず知らずに身体に負担をかけ、結果、自分を粗末に扱っていたのです。

でもそれからは日常生活において普通にやっていたよくない習慣、思考の悪いクセをすべて手放し、免疫力を上げるための生活にシフトチェンジしていったのです。それはつまり「自分を宝物のように大切に扱う」ということ。

無理をしない。余計なことは考えず、とにかく、ぐっすり眠る。何でも食べて、笑顔で毎日を楽しむ。規則正しい生活を送る。あたりまえだけど、なかなかできていなかった大切な生活の基本を取り戻したのです。そしてお風呂タイムはリラックスしながらキレイになる時間なんだと決めて、諦めずに自分の変化の過程を楽しんでいきました。

もちろん、大変なこともたくさんありましたが、どんな悲観的な状況でも、私を笑わせてくれた家族、いつも笑顔でサポートしてくれた周りの友人たちのおかげで、安心した穏やかな日々を送ることができました。

それと同時に私の内側からの変化が始まりました。「生きる」ということが優先順位1位になったおかげで、今まであった大きなストレスがほんの小さな石ころくらいにしか感じられなくなったのです。

この気持ちの変化は、自分でも驚くほどです。こうなったらこっちのもの。時間の流れに身を任せながら、ゆっくり毎日を心豊かに大切に味わっていきました。ゆっくりと、あせらず、笑いながら。

この気持ちの変化は、身体も変化させていきました。

あれほどピンチな状況だった私の身体がどんどん良くなっていったのです。最初に私が決めた通りに、元の元気な私に。

今思い起こせば、つらいことももちろんあったけど、「本当に大切なものは何なのか？」ということを気づかせてくれた病気に感謝しています。

「人生は思った通り、決めた通りになる」

この本を手にとっていただいた皆様が「一生チャーミングでいい女でいる」と決めこんで、それに向かってこの本を活用していただけたら幸いです。

愛と感謝を込めて……

平成30年7月吉日　稲木千明

おわりに

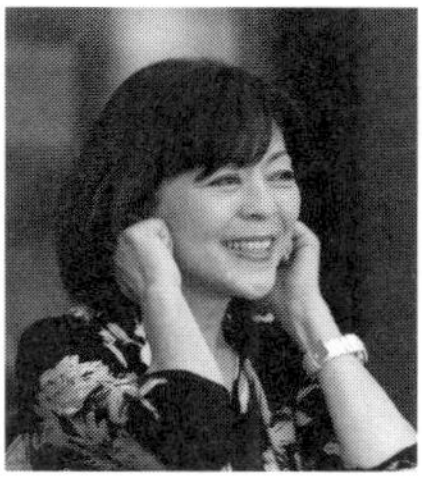

著者プロフィール

稲木 千明（いなき・ちあき）

ジェロントロジスト
美齢学指導員（アクティブ・エイジング・スペシャリスト）

1957年生まれ。

2015年、南カリフォルニア大学ジェロントロジー（加齢学）学科卒業、同年、ジェロントロジストの資格を取得、さらに山野学苑グローバルジェロントロジーセンター認定の美齢学指導員（アクティブ・エイジング・スペシャリスト）の資格を取得。

「15才若く魅せるセミナー」を全国で随時開催しており、これまでに1,000人以上の快眠美人を輩出している。

本書を最後までお読みいただきまして
ありがとうございました。

本書の内容についてご質問などがございましたら、
小社編集部までお気軽にご連絡ください。

青月社編集部

TEL:03-5833-8622

FAX: 03-5833-8664

どんなに眠りが浅い人でも

快眠美人になる方法

発行日　2018年9月5日　第1刷

定　価　本体1200円+税

著　者　稲木千明

発　行　株式会社青月社
〒101-0032 東京都千代田区岩本町3-2-1 共同ビル8階
TEL 03-6679-3496　FAX 03-5833-8664

印刷・製本　シナノ印刷株式会社

ISBN978-4-8109-1322-4